今日から実践
痛みの漢方治療

| 監修 | 土方康世 |
| | 世良田和幸 |

編集	世良田和幸
	土方康世
	平田道彦

執筆	清水正彦
	世良田和幸
	土方康世
	平田道彦
	宮前有子

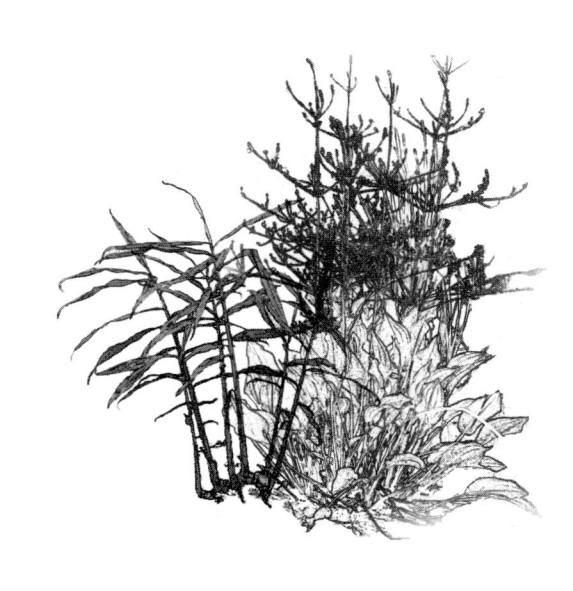

医歯薬出版株式会社

This book was originally published in Japanese under the title of :

Itami no Kampochiryo
(Kampo Therapy for Pain)

Editors:
Hijikata, Yasuyo, et al.
Hijikata, Yasuyo, M.D., Ph.D.
    Toyodo Hijikata Clinic
Serada, Kazuyuki, M.D., Ph.D.
    Showa University Northern Yokohama Hospital
Hirata, Michihiko, M.D.
    Hirata Pain Clinic

© 2009　1st ed.

ISHIYAKU PUBLISHERS, INC.
    7-10, Honkomagome 1 chome, Bunkyo-ku,
    Tokyo 113-8612, Japan

【監修者・編集者・執筆者】(執筆順)

世良田和幸(せらだかずゆき)

1976年　昭和大学医学部卒業
　昭和大学教授/横浜市北部病院麻酔科・副院長
　〒224-8503　横浜市都筑区茅ヶ崎中央35-1
　日本東洋医学会認定漢方専門医、指導医
　日本麻酔科学会認定専門医、指導医
　日本ペインクリニック学会認定専門医
　医学博士

平田道彦(ひらたみちひこ)

1984年　佐賀医科大学卒業
　平田ペインクリニック院長
　〒811-2311　糟屋郡粕屋町長者原380-1
　日本東洋医学会認定漢方専門医
　日本麻酔学会認定麻酔専門医
　日本ペインクリニック学会認定専門医

土方康世(ひじかたやすよ)

1971年　大阪大学工学部博士課程修了
1978年　関西医科大学卒業
　東洋堂土方医院院長
　〒567-0031　茨木市春日3-11-29
　日本東洋医学会認定漢方専門医
　日本肝臓学会肝臓専門医
　日本消化器病学会専門医
　日本内科学会認定内科医
　工学博士/医学博士

清水正彦(しみずまさひこ)

1984年　福岡大学医学部卒業
　清水医院院長
　〒843-0024　武雄市武雄町富岡7454-1
　日本東洋医学会認定漢方専門医、指導医
　日本産科婦人科学会専門医
　日本臨床細胞学会細胞診専門医
　医学博士

宮前有子(みやまえゆうこ)

1976年　昭和大学医学部卒業
1977年　大阪医科大学麻酔科研修
1988年　宮前医院ペインクリニック科管理医
1994年　医学博士号取得(大阪医科大学)
　宮前医院副院長
　〒590-0925　堺市堺区綾之町東1-1-32
　医学博士

＊所属は刊行時の所属を示します

まえがき

　「痛み」は、人間の生体防御反応（症状の出ることで身体の異常を知る）の一つであり、病気の診断や治療の際の重要な指標になります。しかし、「痛み」は、患者本人にとっては最もつらい症状であり、心身に影響を与えるとともにそれを耐えることは通常困難です。古来より、「痛み」に対してはさまざまな概念が考えられ、様々な治療が行われてきました。

　紀元前3世紀に中国で書かれたといわれている『黄帝内経』にも、すでに「痛み」に対する記載が見られます。その中でも、『素問』の挙痛論篇の中には、「痛み」に対する病因、病機、病位、証候、予後などが記載、述べられており、「痛み」の治療に対する古人の考えが垣間見られます。その後、3世紀頃に著されたといわれている傷寒論の中には、記述されている113処方中、35処方が「痛み」に対するものであることから、「痛み」に対する治療法がこの時代でも重要であったことが考えられます。

　現代の西洋医学は、急性の「痛み」があり診断のつく器質的疾患の治療には対処できますが、「痛み」が慢性的に持続したり病因が明らかでない疾患に対してはほとんど対処できないのが現状です。また、鎮痛薬は優れた薬ではありますが、痛みそのものを止める作用はあってもその原因を治療する薬ではありません。漢方治療は、西洋医学の弱点を補う意味でも大変意義のある治療法です。

　漢方治療は、人間のホメオスターシス（恒常性）を改善し、QOL（生活の質）を向上させることで疼痛閾値を上昇させる働きがあると考えられています。ですから、漢方薬には、西洋薬でいういわゆる鎮痛薬と呼ばれる薬はありません。痛みの原因となる身体の中の病態を是正し、結果的に痛みを楽にする作用があるのです。

　この本は、「痛み」に対する漢方治療を専門的に行ってきた先生方に執筆いただき、古来から培われてきた「痛み」に対する漢方治療を、急性痛から慢性痛ま

で幅広く、そして分かりやすく述べていただきました．

　長い間、どこの医療機関でもその原因がわからず「痛み」で苦しんできた方々にも是非読んでいただきたい本です。もちろん、漢方薬とてすべての痛みに対してオールマイティに効果があるわけではないことをご理解をいただきたいと思っております．また、漢方薬にも頻度は非常に少ないものの副作用として肝障害などが見られることがあります。漢方薬を服用して違和感、胃腸障害などが現れたときは中止して処方医を受診して指示に従って下さい．

　なお，この本に取り上げられている漢方薬は執筆された各先生方の経験症例に用いられたものです．これらの漢方薬以外にも痛みに有効な漢方薬は多々あります。

　この本が「痛み」に苦しんでいる方々に少しでも希望を与えることができれば幸いです。

世良田 和幸

●目次

まえがき ……………………………………………………………………………………… v

第1部　総論
―痛みに漢方を―　　　　　（世良田和幸編著）…… 1

I. ヒトにとって痛みとは …………………………………………………………… 1

1. 痛みと医療 …………………………………………………………………… 1
2. 痛みに対する西洋医学と漢方医学の違い ……………………………… 2
3. 西洋医学が苦手な痛みもこうして治せる ……………………………… 2

II. 痛みに対する漢方治療
"漢方薬にはいわゆる鎮痛薬はない？" ………………………………………… 3

1. 痛みに対する漢方的分類 ………………………………………………… 3

1）外因（環境が原因）による痛み ……………………………………… 3
（1）風邪による痛み ……………………………………………………… 3
（2）寒邪による痛み ……………………………………………………… 3
（3）湿邪による痛み ……………………………………………………… 4
2）内因（体の内面のストレスなどが原因）による痛み ……………… 4
（1）七情（喜・怒・憂・思・悲・恐・驚；身体的、精神的ストレス）による痛み …… 4
（2）食事の不摂生や慢性疲労による痛み ……………………………… 4
3）その他の原因による痛み ……………………………………………… 4
（1）外傷による痛み ……………………………………………………… 4
4）痛みの大まかな分類 …………………………………………………… 5
（1）虚痛 …………………………………………………………………… 5
（2）実痛 …………………………………………………………………… 5

2. 痛みの漢方的診断法 …………………………………………… 5

 （1）痛みの部位を確認する ……………………………………… 5
 （2）痛みの誘因を問う …………………………………………… 5
 （3）痛みの病歴を問う …………………………………………… 5
 （4）痛みの特徴を問う …………………………………………… 6
 （5）痛む時間を問う ……………………………………………… 6
 （6）痛みの兼証を問う …………………………………………… 6
 （7）痛みを脈から診断する ……………………………………… 6
 （8）痛みを腹証（おなかの症状）から診断する ………………… 6

3. 痛みの漢方治療 …………………………………………………… 7

 （1）寒冷刺激によって増強する痛みに対して ………………… 7
 （2）痛みのある局所の熱状が強ければ ………………………… 7
 （3）血流障害，微小循環障害による痛みに対して …………… 7
 （4）痛みが体液の分布異常による場合には …………………… 7
 （5）身体のあちこちに移動する痛み、心因性の痛みの場合には ………… 8
 （6）痛みが慢性で身体が消耗した場合 ………………………… 8

第2部　一般外来診療における疼痛漢方治療の実際 …………（土方康世編著）…… 9

1. 頭痛 ……………………………………………………………… 9

 1）急性頭痛 ……………………………………………………… 10
  症例1　桂枝湯が奏効 …………………………………… 11
  症例2　葛根湯が奏効 …………………………………… 11
 2）慢性頭痛 ……………………………………………………… 12
  ●虚弱な人の頭痛 …………………………………………… 12

症例1	補中益気湯で改善	12
症例2	十全大補湯が奏効	13

●重い感じの頭痛 …… 13
症例1	五苓散で尿量増加と頭痛軽減	14
症例2	半夏白朮天麻湯で完治	14

3) 立腹したり，ストレスで起こる頭痛 …… 14
症例1	柴胡加竜骨牡蛎湯と抑肝散が奏効	15

4) 偏頭痛 …… 15
症例1	呉茱萸湯（エキス剤）で吐き気，偏頭痛が軽減	15
症例2	呉茱萸湯で偏頭痛消失	16

5) 月経と関連する頭痛 …… 16
症例1	桂枝茯苓丸で生理時頭痛消失	16
症例2	桂枝茯苓丸と五苓散が月経時頭痛に有効	16

6) 日光にあたると起こる頭痛 …… 17
症例1	小柴胡湯合桂枝茯苓丸料で症状軽減	18

7) 中高年の脳血管障害後遺症による頭痛 …… 18
症例1	1年続いた後頭部痛に補陽還五湯が奏効	18
症例2	一過性意識消失後の頭痛に補陽還五湯が奏効	19

2. 舌の痛み …… 19

症例1	六君子湯・八味地黄丸・竜胆瀉肝湯少量併用で相乗効果	22
症例2	安中散で温胃して治癒	22
症例3	甘麦大棗湯追加で著効	23
症例4	義歯挿入後の舌痛に霊芝・梅寄生含有処方が奏効	24

3. 咽頭の痛み …… 24

症例1	咳を伴う咽頭痛に半夏厚朴湯が奏効 （宮前有子著）	25
症例2	読経時の喉の違和感や痛みに麦門冬湯が奏効	26
症例3	試験勉強で起きた咽頭痛が葛根湯と排膿散及湯で治癒	26

4. 頸、肩周囲の痛み ……………………………………………… 27
 症例1 酷使による肩周辺の凝り痛みに葛根湯が奏効 ……(宮前有子著)…… 27
 症例2 40年続く頸肩部の凝り痛みに葛根湯が有効 ………………………… 28

5. 上肢の痛み ……………………………………………………… 28
 症例1 ゴルフ肘 ……………………………………………(宮前有子著)…… 29

6. 関節の痛み ……………………………………………………… 29
1）関節リウマチ …………………………………………………… 29
 症例1 疎経活血湯加附子がリウマチ症状を改善 …………………………… 31
 症例2 10年前からのリウマチ ……………………………………………… 31
 症例3 検査値は改善したが症状が改善しない ……………………………… 32
2）変形性関節症 …………………………………………………… 33
 症例1 慢性変形性関節炎 …………………………………………………… 33
 症例2 転んで膝を打つ ……………………………………………………… 33

7. 捻挫・打撲・骨折の痛み ……………………………………… 33
 症例1 治打撲一方単独と八味地黄丸併用が比較できた症例 ……………… 35
 症例2 交通事故の臀部打撲に治打撲一方と八味地黄丸の
    併用のみで治癒 ……………………………………………………… 35
 症例3 入浴中の捻挫 ………………………………………………………… 35
 症例4 脊椎圧迫骨折 ………………………………………………………… 35
 症例5 大量服用で速効性 …………………………………………………… 36

8. 帯状疱疹による痛み …………………………………………… 36
 症例1 急性帯状疱疹（眼帯状疱疹）にWTMCGEPP ……………………… 38
 症例2 ヘルペス後神経痛（PHN）にWTMCGEPP ………………………… 39
 症例3 ヘルペス関連痛にWTMCGEPP …………………………………… 39

9. お腹の痛み ……………………………………………………… 40

1) 下腹部痛 ………………………………………………… 40
症例1 肩凝り・頭痛・便秘・四肢の冷える人の下腹部圧痛 ……… 40

2) 冷えると起きる腹痛 ……………………………………… 40
症例1 真武湯で便秘も改善 ……………………………………… 41
症例2 脾腎の冷えによる腹痛に附子理中湯と八味地黄丸の併用 …… 41

10. 尿路結石による痛み …………………………………………… 41
症例1 猪苓湯加四物湯合解急蜀椒湯が奏効 …………………… 42
症例2 繰り返す発作に猪苓湯合解急蜀椒湯が奏効 …………… 43

11. 性器ヘルペスによる痛み ……………………………………… 43
症例1 1年前から陰部痛を繰り返す人にWTMCGEPP ………… 44
症例2 再発を繰り返す性器ヘルペスにWTMCGEPP …………… 44
症例3 出産後発症する臀部から足にかけての長引く痛み ……… 44

12. 腰の痛み ……………………………………………………… 46
症例1 気候の激変で腰痛を発症 ………………………………… 48
症例2 繰り返す腰痛が疎経活血湯合当帰四逆加呉茱萸生姜湯で
2週間で治癒 …………………………………………… 48
症例3 疎経活血湯合当帰四逆加呉茱萸生姜湯で下半身の牽引痛も
同時に治癒 ……………………………………………… 48
症例4 うつを伴う6年来の腰痛に疎経活血湯合当帰四逆加呉茱萸生姜湯 … 49

13. 下肢の痛み …………………………………………………… 49

●閉塞性動脈硬化症
（arteriosclerotic obliteration：ASO）による痛み …………… 49
症例1 多発性脳梗塞を伴うASO ………………………………… 50
症例2 胃腸虚弱、冷え性、ストレスの多い人のASO …………… 51

14. 癌に伴う痛み … 52
　症例1 骨転移を伴う末期乳癌の胸腹部激痛に漢方薬が奏効 … 52

15. 現代医学で治療法のない痛み … 53
　症例1 みぞおち背中の2年半続く難治性鈍痛 … 53
　症例2 現代医学で難治の右顔面の激痛 … 54
　□ 参考図書 … 55

第3部　ペインクリニックにおける漢方治療
（平田道彦編著）… 57

1. 頭痛 … 57
1）大後頭三叉神経症候群（GOTS）… 57
　症例1 交通事故後の頸椎症によるGOTS … 58
　症例2 首への負担が原因の頭痛、こめかみ、眼の奥の痛み … 60
　症例3 冷えによる頭痛 … 61
　症例4 気の異常から起こる頭痛 … 62
　症例5 不眠と頭痛に八味地黄丸が奏効 … 62
　症例6 眠たい。頭に鍋をかぶったようだ … 64
　症例7 2年間治らない頭痛 … 65
　症例8 1年半、悩んでいる頭痛 … 65

2. 頸・肩・上肢痛 … 66
　症例1 産後のデュケルバン腱鞘炎 … 66
　症例2 両側のデュケルバン腱鞘炎 … 67
　症例3 10年間の指の痛み … 68
　症例4 手首、手背の痛み … 69

症例5	外傷後の頸肩腕症候群	70
症例6	頸椎症性神経根症	71
症例7	腕の付け根から指まで痛い	72
症例8	肩が痛い老人	73
症例9	頸、肩、肩甲部のにぶい痛み	71
症例10	8ヶ月間続く肩の痛み	74
症例11	左肩の痛み	75

3. 帯状疱疹関連痛 ……… 76

症例1	三叉神経領域の帯状疱疹	78
症例2	2ヶ月前の帯状疱疹がまだ痛い	79
症例3	帯状疱疹後神経痛	77
症例4	ひどいアロディニアを残す後頸部の帯状疱疹後神経痛	80
症例5	3ヶ月前の帯状疱疹	81
症例6	2年半前の帯状疱疹	81

4. 月経痛、月経前症候群に伴う痛み ……（清水正彦著）…… 82

症例1	瘀血、肝鬱の月経痛	83
症例2	脾虚の立て直しに六君子湯	84
症例3	瘀血、水毒、気逆の月経痛	85

5. 腰下肢痛 ……… 86

症例1	急性の腰痛に治打撲一方と芍薬甘草湯	87
症例2	気虚、気鬱の見られない快活な人の急性腰痛	87
症例3	虚証の人の腰痛に桂枝加朮附湯が奏効	88
症例4	落下後の激痛	89
症例5	気の異常を伴う下肢痛に対して柴胡加竜骨牡蛎湯合桂枝茯苓丸、治打撲一方	90
症例6	腰臀部痛に麻黄附子細辛湯合芍薬甘草湯、当帰芍薬散	91
症例7	ストレスによる気の異常から起こった腰痛	92

症例8	肝気鬱結の人の腰痛と右下肢痛	93
症例9	腰椎インプラント後の痛み	94

6. 膝痛 ……………………………………………………………………… 95
　　症例1　長く整形外科に通ったが治らない膝の痛み ……………… 95
　　症例2　強い瘀血をもつ人の膝痛 …………………………………… 96
　　症例3　内視鏡的滑膜切除後の痛み ………………………………… 97

7. 癌に伴う痛み ………………………………………………………… 98
　　症例1　膀胱癌の再発で陰茎が痛い ………………………………… 98

8. 難治性の疼痛 ………………………………………………………… 99
　●CRPSに対する漢方治療 …………………………………………… 99
　　症例1　長引くふくらはぎの痛み …………………………………… 100
　●神経損傷 ……………………………………………………………… 101
　　症例1　デクロービング損傷後のしびれと痛み …………………… 102
　　症例2　腕神経叢引き抜き損傷 ……………………………………… 102
　　症例3　動脈穿刺後のしびれと痛み ………………………………… 103
　　症例4　帯状疱疹後・手術後の異常感覚 …………………………… 104

❖本書で使用した漢方処方一覧 ………………………………………… 105

索引 ……………………………………………………………………… 115

第1部

総論
―痛みに漢方を―

世良田 和幸 編著

I. ヒトにとって痛みとは

1. 痛みと医療

　人類発祥の時代より、ヒトは狩猟やふだんの生活の中でけがや病気などにより多くの痛みと出会ってきました。古来からある世界各地の様々な医療も、痛みとの戦いの歴史であったとも言えます。しかし、痛みは目で見ることもできず、痛みを訴える本人にしか分からないことが、痛みの治療を行う上で大きな壁となってきました。痛みは、生体の何らかの異常に対する警鐘反応の一つと考えられてきましたが、最近では慢性的な痛みで警鐘となり得ない痛みもあることが分かってきています。

　急性痛に対しては、西洋医学的治療は奏効することが多いのですが、こと慢性痛になると西洋医学では手に余ることが多くなります。漢方医学的治療は、こういった慢性痛に対して意外と思われるような効果があります。痛みそのものを止めるのではなく、全身のバランスを整えることによって痛みを減少させていくのが漢方薬です。

2. 痛みに対する西洋医学と漢方医学の違い

　病理学から発展してきた西洋医学は、レントゲンやCT, 血液検査など様々な検査で痛みの原因が分からないと診断ができず、診断が下されないと治療方法が決まらないのが現状です。ですから、西洋医学では原因のはっきりしない痛みに対する治療法は、NSAIDs（非ステロイド性抗炎症薬）などの対症療法的な画一的な薬物しか処方することができないのです。一方、漢方医学は、痛みの原因を細かく検討することによって、例えば冷えによる痛みならば、附子（ブシ）など身体を温める漢方薬が用いられ、熱感があった場合などには石膏（セッコウ）などの身体を冷やす漢方薬が用いられるなど、痛みはあっても、その時の患者の状態によって様々な処方を行うことができます。これはまさに現代医療が目指す、オーダーメイドの治療であり、漢方医学に対する理解を深める上で大変重要な点であると思います。

3. 西洋医学が苦手な痛みもこうして治せる

　漢方医学における、痛みの発生・進展・転帰に対する基本的な考え方には、「通則不痛・痛則不通」（通ぜば則ち痛まず、痛めば則ち通ぜず）という理論があります。これは、漢方独特の考え方で、体内を循環している「気（キ）・血（ケツ）」と呼ばれるものの流れが停滞することによって痛みが発生するという意味です。気・血の運行障害による痛みの発生には、手術や外傷などは勿論、身体の内外からの身体的、精神的ストレスが原因であるという考えも漢方医学の特徴です。
　また、本人にしか分からない痛みを、様々な自発症状や証と呼ばれる症状から分類（後述）することによって診断し、西洋医学が慢性痛に対し鎮痛薬やビタミン剤などの投与しかないのに比して、多くの治療法があるのです。

Ⅱ. 痛みに対する漢方治療
"漢方薬にはいわゆる鎮痛薬はない？"

漢方薬には、西洋薬でいう消炎鎮痛薬に類似する薬はありません。しかし、漢方処方に含まれている個々の生薬、例えば附子(ブシ)や芍薬(シャクヤク)、延胡索(エンゴサク)、呉茱萸(ゴシュユ)などのいくつかの薬味は鎮痛作用を持っています。

1. 痛みに対する漢方的分類

痛みに対する漢方的分類には、痛みの病因による分類と痛みの特徴による分類に主として分けられます。痛みを起こす病因には、環境が要因となる「六淫(ろくいん)」(風(ふう)・寒(かん)・暑(しょ)・湿(しつ)・燥(そう)・火(か))や精神的な情動が原因となる「七情(しちじょう)」(気(き)・怒(ど)・憂(ゆう)・思(し)・悲(ひ)・恐(きょう)・驚(きょう))、労倦(ろうけん)(慢性疲労)、飲食の不摂生、外傷などが上げられます。また、痛みの特徴の分類には、虚・実の証に属する虚痛・実痛があります。

1) 外因（環境が原因）による痛み

風・寒・暑・湿・燥・火などの邪気や疫毒（病原菌）が体内に侵入したため、気・血の運行が妨げられることによって痛みが起こります。

(1) 風邪(ふうじゃ)による痛み

自然界の風は、軽く、移動しやすく、上昇しやすいものです。かぜを引いたときの頭痛や身体痛などに特徴がよく現れており、症状の軽さとともに、症状の発症や軽快する早さも特徴の一つです。

(2) 寒邪(かんじゃ)による痛み

寒いところに長くいることによって寒邪が体内に入ると、寒邪は一ケ所に滞る

性質があるため、気血の運行を障害して痛みを引き起こします。また、痛みの症状は激しく、痛む部位が一定しており、温めると症状は緩和する性質を持っています。

(3) 湿邪による痛み

　湿度の高いところに長くいると、湿邪が体内に入り込み、むくみや腫れを生じます。湿邪の性質は粘性で、長く停滞する性質を持っていて、しかも重いため下半身の関節などに症状が現れやすくなります。一旦湿邪が侵入すると症状の経過が長く、治療が困難な場合が多く見られます。

2) 内因（体の内面のストレスなどが原因）による痛み

(1) 七情（気・怒・憂・思・悲・恐・驚；身体的、精神的ストレス）による痛み

　七情（身体的、精神的ストレス）が長期にわたると、内臓の気血の運行が障害され、食欲不振や胃腸症状などにより体調を崩して様々な痛みが発症する。特に女性の場合は、長く憂いが続くと、頭痛、肩の痛み、腹痛、月経痛などが生じることがあります。

(2) 食事の不摂生や慢性疲労による痛み

　不規則な食事や過度の飲食、働き過ぎなどによる疲労により、胃腸などの内臓の気血の運行が阻害され、その結果痛みが起こります。多くの場合、痛みはおもに腹部や頭部、腰部に見られます。

3) その他の原因による痛み

(1) 外傷による痛み

　打撲や捻挫、刺傷、火傷などにより発症する痛みで、痛みとともに多くは腫れや内出血を伴います。腫れや内出血により気血の運行障害が起き、痛みが生じます。

4）痛みの大まかな分類

（1）虚痛(きょつう)

　虚痛とは、虚証と呼ばれる症状を伴い、気・血・水などの不足することにより経絡や気血の運行が障害され、痛みが起こることをいいます。虚痛では、痛み自体はあまり激しくなく、さすられることを好む傾向があるのが特徴です。

（2）実痛(じっつう)

　実痛とは、六淫（寒さや湿度の変化など）*や飲食の不摂生、外傷などにより、経絡や気血の運行が障害されて局所の循環障害が生じ、痛みが発症することをいいます。実痛の特徴は、実証と呼ばれる様々な症状を呈するとともに、激痛発作や疝痛など痛みが激しく、さすると痛みが増悪する傾向があります。

＊六淫：風邪(ふうじゃ)、寒邪(かんじゃ)、暑邪(しょじゃ)（熱邪(ねつじゃ)）、湿邪(しつじゃ)、燥邪(そうじゃ)、火邪(かじゃ)（熱邪）。

2. 痛みの漢方的診断法

　痛みの漢方的診断は次のように行います。

（1）痛みの部位を確認する

（2）痛みの誘因を問う

　天気が悪くなると痛みが強くなるとか、ストレスが溜まると痛みが増強するとか、冷えると痛みが強くなるか、逆に温まると痛みが強くなるとか、痛みの増強する誘因を聞き出します。

（3）痛みの病歴を問う

　いつ頃からの痛みか、原因は何か、だんだんと痛みが強くなったか、急に痛み

始めたか、現在までの治療はどんなことを行ったかなど痛み始めてから現在までの経過を聞きます。

(4) 痛みの特徴を問う

痛みは刺すような痛みか、電撃痛か、真綿で締められるような痛みか、海外出張などストレスの多いときに発症するのかなど、現在の痛みの特徴を聞きます。

(5) 痛む時間を問う

痛む時間は、朝方なのか、夕方なのか、特に時間的なものはなく発作的に起こるのか、夜間に起こるのかなどを尋ねます。

(6) 痛みの兼証(けんしょう)を問う

痛みには、痛みとともに付随する様々な症状があります。例えば、痛みとともに、悪寒や発熱、鼻水などがあると皮膚に近い部分の表証(ひょうしょう)といってまだ軽い症状です。病状が次第に進行すると、皮膚から次第に体内に病状が移ってきて、顔が赤くなったり、身体に熱感を感じるようになり内熱証(ないねつしょう)と呼ばれる症状を呈するようになります。

痛みがあって、元気がない、声も弱々しいのは気が少ない気虚証、逆に胸部の苦悶感や抑うつ状態があると気が停滞する気滞証などと診断される付随した症状を兼証といいます。

(7) 痛みを脈(みゃく)から診断する

脈診(みゃくしん)と呼ばれる、両手の脈を触診することによって痛みや全身の状態を診断する方法です。

(8) 痛みを腹証(ふくしょう)(おなかの症状)から診断する

おなかの診察をすることを、腹診(ふくしん)といいます。おなかを触診することによって、痛みに付随する様々な症状を診察します。この腹診は、中医学にはなく日本独特の診察法でもあります(図1)。

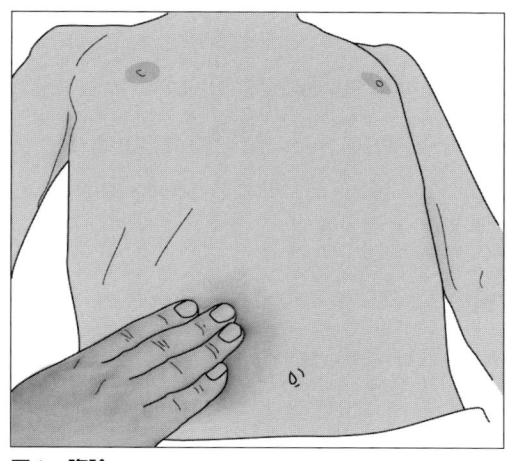

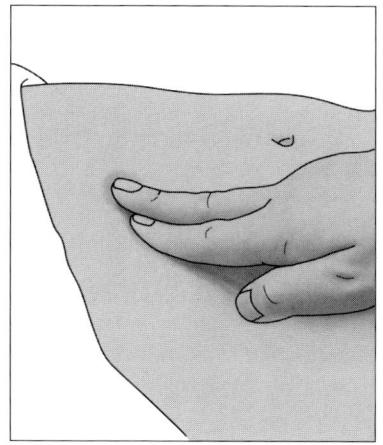

図1　腹診

3. 痛みの漢方治療

　漢方医学的な診断によって得られた様々な情報から、痛みに対する漢方治療が可能になります。

（1）寒冷刺激によって増強する痛みに対して

　当帰（トウキ）、呉茱萸（ゴシュユ）、附子（ブシ）などを含んだ身体を温める温性漢方薬を用います。

（2）痛みのある局所の熱状が強ければ

　知母（チモ）、石膏（セッコウ）などが含まれた身体を冷やす、寒性漢方薬が用いられます。

（3）血流障害、微小循環障害による痛みに対して

　このような場合は、駆瘀血薬（くおけつやく）と呼ばれる微小循環改善薬を用います。

（4）痛みが体液の分布異常による場合には

　体液の分布異常による（口渇、むくみ、尿量異常など）による痛みと考えられれ

一般外来診療における疼痛漢方治療の実際

ば水分を分散する利水薬を用います。

(5) 身体のあちこちに移動する痛み，心因性の痛みの場合には

　痛みが身体のあちこちに移動する場合や心因性と思われる痛みがあるような「気」の異常によると考えられる場合は、いわゆる気剤と呼ばれるものや柴胡剤を用います。

(6) 痛みが慢性で身体が消耗した場合

　慢性の痛みのために身体が消耗した場合は、人参、黄耆、当帰などが含まれた補剤と呼ばれる漢方薬を用います。

第2部

一般外来診療における疼痛漢方治療の実際

土方 康世 編著

　第2部は、漢方に興味を持つが漢方を専門としない医師、薬剤師、その他漢方に興味を持っている人達のために書かれたものである。漢方専門用語は極力避けたが、どうしても説明しにくい場合には、一口メモにできるだけ平易に解説した。

　投与した処方は巻末にまとめて、処方構成を記載した。

　なお漢方薬にも頻度は現代医薬に比べ決して多くはないものの、副作用として肝障害なども見られるため、漢方薬服用で違和感、胃腸障害などが現れたときは中止して専門医を受診するよう患者を指導することが大切である。

　ここに記載した漢方薬以外でも有効なことが多々ある。第2部に記載したそれぞれの処方は著者の経験症例である。是非参考にしていただきたい。

1. 頭痛

　「通じなければ痛む」と漢方の古典で言われるように、頭痛も頭部の経絡（一口メモ1参照）の気血の流れが阻滞されて起きる。全身状態の悪い急激な頭痛は専門医にゆだねなければならない。現代医学的に治療法のない頭痛が漢方薬の良い適応となる。頭痛は一般に急性と慢性に分けられる。

急性は①寒い環境，②熱い環境，③湿った環境などが契機になって起こる。いわゆる感冒症候群，熱中症，雨が降る前後で痛む例などである。ここでは著者の症例を提示する。

一口メモ 1

経絡とは、人体の気血が運行する通路。経は経路の意味で人体を縦に走る幹線でほとんど深部を循行する。絡は網絡の意味で比較的浅部を循行し全身を網羅する経の分枝。現代医学的には神経、血管、内分泌などの構造および機能の一部を含める。

1）急性頭痛

急性頭痛では，寒気からくる頭痛が主となる。健康に特別の問題のない人でも、寒いところに長時間立っていると、頭痛、発熱などの起こることがある。これは寒気が原因で、このような例には桂枝湯（ケイシトウ）がよく効く。肩凝りや節々の痛みを伴うときは、葛根湯（カッコントウ）がよい。ただし発汗のあるものには桂枝加葛根湯（ケイシカカッコントウ）がよい（囲み記事参照）。

桂枝湯では、桂枝で温通経脈（おんけいつうみゃく）（一口メモ2　11頁参照）を行い、生姜（ショウキョウ）で温胃（おんい）・散寒（さんかん）解表（げひょう）（一口メモ3　11頁参照）して身体を温める。葛根湯では、桂枝・生姜で温め、葛根で筋肉の凝りを除き、麻黄（マオウ）で発汗させて解熱させる。

葛根湯・桂枝湯で風邪の予防

受験生が受験を控えて風邪をひかないように細心の注意をして過ごすことが多い。そのようなとき、特別虚弱でない受験生には葛根湯を、胃腸の弱い何となく汗をかきやすい場合は桂枝湯を1～2包/日（朝または昼）の予防的服用をして、風邪に罹らず無事受験できる。受験生は大抵肩が凝っている。これには葛根湯や桂枝加葛根湯が良く効く。

一口メモ 2

温経通脈とは経絡（経脈）を温めるとともに気血の流れを活発にすること。

一口メモ 3

温胃・散寒解表とは、胃を温め、皮膚の冷えを発散して除くこと。

症例 1　桂枝湯が奏効

26歳女性。あまり体力はない。4月中旬、それまで温かかったのが急に寒くなったある日に、コートも着ないで買い物に出かけた。少し寒いと思ったが我慢して2時間ほど買い物を済ませて帰宅したところ、寒気がひどくなり、頭痛が起きてきた。熱を測ると37度3分あった。桂枝湯を倍量の一度に2包、昼夕食後2回服用して、翌日には解熱し、回復した。

症例 2　葛根湯が奏効

64歳男性。健康なこの男性は、時々風邪に罹り、発熱のある場合、未治療で放置すると治癒まで5～6日かかる。1月初旬、夕食後入浴した後、外出した。1時間寒いところに立っていて帰宅後、38度の発熱、頭痛、肩凝り感があった。葛根湯を倍量の2包服用後就寝した。翌朝解熱していたが違和感が残っていたため、毎食後、2包ずつ服用、翌々日以後は1日3包服用にて3日後に完治した。

2）慢性頭痛

● 虚弱な人の頭痛

　身体の弱い人が疲れると頭痛の起こることがある。漢方では、このようなとき疲れで気の流れが悪くなるとともに血流が悪くなる（気虚血瘀（一口メモ4参照）と考える。
　そのような症状には、補中益気湯が有効である。なお、貧血やふらつきがあるときは十全大補湯を使う。
　補中益気湯は、主に人参・黄耆などで補気（一口メモ5参照）し、柴胡・升麻で気を上に導くことにより頭の血流が改善するものと考えられる。十全大補湯は、人参・黄耆などで補気し、当帰・川芎・白芍薬・地黄で造血（補血）し頭の血流が回復することにより頭痛の症状が改善するものと考えられる。

✎ 一口メモ 4

　気虚血瘀の気虚とは、虚弱で元気のないこと。気虚で気の流れが悪く、血流うっ滞ができることを意味する。

✎ 一口メモ 5

　補気とは、気を増やすこと。気は人体の生命エネルギー、またはこれを生産する精微な物質。臓腑の活動能力を臓腑の気という。

症例1　補中益気湯で改善

　41歳女性。幼少時より虚弱で痩せている。睡眠を8時間取り食事も規則的に取って無理をしなければ元気である。睡眠不足、また体力的に無理をすると、しくしくと頭痛が続く。また同時に食欲も無くなる。補中益気湯服用後は徐々に改

善し、3ヶ月を過ぎた頃から、睡眠不足で、また多少の無理をしても頭痛が起きなくなった。

症例2　十全大補湯が奏効

27歳女性。胃が弱く、食欲が無いわけではないが、少ししか食べられない痩せ型女性である。仕事が忙しく、食事が不規則になり1ヶ月ほど無理をした。食欲減退、疲労感とともに、頭痛が起きるようになり1日中続くこともあった。ふらつき感、目が疲れやすいなどの症状もあり、十全大補湯を投与した。1ヶ月後には、無症状となった。

● 重い感じの慢性頭痛

水気を多くとる人・食事の不摂生な人・胃弱な人のめまい感・頭重感を伴う頭痛は、不用な水分（湿邪）が頭部に停滞し、気血の流れを悪化させて起こると考えられる。雨天曇天前後に起こりやすい。このような症状には五苓散が一般的に用いられる。なお、五苓散が無効な症例では、半夏白朮天麻湯を用いることにより好結果を得ることがある（囲み記事参照）。半夏で湿邪を除き、黄耆・人参で胃腸の働きを改善（補脾気）し、白朮・茯苓の除湿補脾気・沢瀉の利尿が協調して湿邪を除き、頭部の阻まれた経絡の流れを回復して鎮痛するものと考えられる。なお天麻はめまいを止めるので、メニエール症候群に効くことが多い。

半夏白朮天麻湯の効果

長時間の読書や、袋貼りなどの細かな作業により目を長時間酷使した後のめまい発作にも有効である。無理をした後の当日は問題なく、一晩寝た翌朝に発作に見舞われることが多く、満足に歩くこともできず救急車で運ばれることがある。重ければ耳鼻科を受診するが、軽ければ半夏白朮天麻湯で治癒することも多い。命に別状はないが、症状がひどく日常生活に差し支える。

症例1　五苓散で尿量増加と頭痛軽減

　48歳女性。やや肥満傾向。風邪で高熱が出たため抗生物質が投与され解熱はしたが、何となく気分がすぐれなかった。雨の日の起床時から右半分のひどい頭痛が起こり、吐き気があり何となくむくみっぽい顔つきをしていた。五苓散（ゴレイサン）を投与したところ尿量の増加とともに、頭痛も軽減し、3日目には完治した。

症例2　半夏白朮天麻湯で完治

　14歳女性。同居している祖母に小言を言われるたびに反抗し、食欲もむらがあり、食事時間も不規則な生活が続いていた。頭痛を訴えるようになり、最近1週間は机に向かえない。本人は顔面がむくんでる気がすると言う。五苓散をはじめ、複数の処方を試みたが無効であったが、半夏白朮天麻湯の投与により次第に改善し、1週間後には完治した。

3）立腹したり、ストレスで起こる頭痛

　立腹することがきっかけで頭痛が起きる症例には、興奮を鎮める柴胡加竜骨牡蠣湯（サイコカリュウコツボレイトウ）、鎮静や精神安定効果のある抑肝散（ヨクカンサン）や釣藤散（チョウトウサン）を単独、あるいは併用してしばしば有効である。

　柴胡加竜骨牡蠣湯に含まれる竜骨・牡蠣は興奮を静め鎮静作用があり、柴胡は他薬と協調して肝経（かんけい）（一口メモ6参照）に作用し、疏肝疏通（そかんそつう）（一口メモ7　15頁参照）する。半夏・生姜・人参・茯苓が胃腸の働きをよくする。抑肝散の主薬である釣藤鈎（チョウトウコウ）が鎮静・精神安定作用があり、柴胡・川芎で疏肝疏通する。

✏️ 一口メモ 6

　肝経とは，肝を通過する経絡のこと。

一口メモ 7

疏肝とは、肝経を通じること。疏肝疎通とは、肝経の気血の流れを末端に至るまで円滑に通じること。

症例 1　柴胡加竜骨牡蛎湯と抑肝散が奏効

50歳女性。対人関係など、感情的なことを原因とする怒りを契機に頭痛が始まった。
鎮痛剤を服用したが無効。漢方薬服用を希望し、柴胡加竜骨牡蛎湯と抑肝散（ヨクカンサン）の2種類を併用したところ、だんだん痛みは薄らいでいき1日経過後には消失した。この患者は以前も同じような頭痛を経験したが、完治に4〜5日を要した。

4) 偏頭痛

過労、ストレスの蓄積が原因と考えられる偏頭痛で嘔吐・嘔気を伴うものには、しばしば呉茱萸湯（ゴシュユトウ）が有効である。呉茱萸湯が無効なときは、血流うっ滞を解除（活血）（かっけつ）する桂枝茯苓丸（ケイシブクリョウガン）や、鎮静効果のある柴胡加竜骨牡蛎湯や抑肝散を使用する。むくみがあるときには、五苓散を試みるとしばしば有効である。
呉茱萸湯に含まれる呉茱萸は肝経を温めて血流を円滑にし、偏頭痛を止める。生姜・人参・大棗も胃腸を温めこれを助ける。

症例 1　呉茱萸湯（エキス剤）で吐き気、偏頭痛が軽減

46歳女性。看護師。疲れたり、ストレスが重なると偏頭痛が起きる。偏頭痛の起こる前には食欲がなくなり、しばしば吐き気やゲップがでる。平素特に寒がりではないが、発作時には冷感がある。冬は手足が冷たい。発作時に呉茱萸湯（エキス剤）服用開始すると、吐き気、偏頭痛が軽くなり、翌日には消失した。

症例2 呉茱萸湯で偏頭痛消失

40歳女性。冷え性。肩凝り・頭痛がひどいと吐気を伴う。冬は足が冷える。生理痛がひどい。3日間続けて集中的にデスクワークを行い、無理をした後、ひどい偏頭痛が起きた。呉茱萸湯服用開始後間もなくから薄らいでいき、3日目には消失した。

5) 月経と関連する頭痛

月経時は、子宮卵巣部の充血傾向や、血流うっ滞（血瘀）があるため、頭部も血瘀傾向があり、月経前後に頭痛を起こす人が多い。そのような人には、血瘀を解除して血流を円滑にする（活血）、桂枝茯苓丸が有効であることが多い。また、むくみもある場合は五苓散も併用すると速やかに治る。

桂枝茯苓丸に含まれる牡丹皮・桃仁が血瘀を解除し、桂枝が温通経脈（一口メモ2　11頁参照）する。また、五苓散中の猪苓・沢瀉・朮・茯苓が不要な水分を尿として出し、むくみをとる。

症例1 桂枝茯苓丸で生理時頭痛消失

13歳女性。12歳に月経が始まって以来、生理中はずっとガンガンする頭痛があり、学校を休むことが多い。桂枝茯苓丸投与開始後痛みは次第に軽減し、3ヶ月後にはなくなった。

桂枝茯苓丸は、頭痛のみならず血瘀（一口メモ8参照）が原因の全身各所の痛み、腹痛、腰痛にもよく効く。

症例2 桂枝茯苓丸と五苓散が月経時頭痛に有効

16歳女性。3歳から始まった慢性右側頭痛が、12歳の月経開始後から月経前後に悪化する。冷えのぼせ・肩凝り・むくみがある。桂枝茯苓丸と五苓散を1日3包のところを各2包ずつ併用したところ、1ヶ月後にはほぼ無症状になった。

右頭部の血瘀の血流が改善されたためと思われる。このように桂枝茯苓丸で頭痛・冷え・肩凝りが取れることをしばしば経験する。この例ではむくみもあったので五苓散を併用して不要な水分を除いて血流改善を促進している。

6）日光に当たると起こる頭痛

　女性で日光に当たると起こる頭痛は、生理不順や生理痛があれば、瘀血（一口メモ8参照）との関連で考えられ、瘀血を除去する処方の多くが有効である。代表的な処方としては、桂枝茯苓丸、やや気虚の人に当帰芍薬散をあげることができる。また瘀血をとることが主な目的ではないが、関連する処方である小柴胡湯などを併用して有効な例が多い。小柴胡湯は、主薬の柴胡が子宮・卵巣など婦人科臓器を含む肝経の働きを活発にすることにより血流を円滑にし、桂枝茯苓丸の瘀血を除去する作用と相乗的に働き頭痛が消える。当帰芍薬散の中の川芎は肝経（一口メモ6　14頁参照）の気血の流れを活発にする。当帰・白芍薬（白芍）が柔肝（一口メモ9参照）し、全体の循環を改善し、白朮・茯苓で胃腸の働きを良くし、除湿して血流回復を助けて頭痛を消失させるものと考えられる。

✎ 一口メモ 8

　瘀血とは、体内の血液がうっ滞、瘀滞（血瘀）したもの。一種の病理産物であり、発病因子でもある。瘀血の究極型が癌である。

✎ 一口メモ 9

　柔肝とは、肝陰虚（肝血不足）を治療する方法。ドライアイ、不眠、多夢、口内乾燥などに用いる。

症例 1 小柴胡湯合桂枝茯苓丸料（一口メモ 10 参照）で症状軽減

　24 歳女性。15 歳から太陽に当たる、または人混みに長くいると嘔気・頭痛が起きてくる。生理痛・生理不順がある。小さいときから蕁麻疹がよく出た。
　小柴胡湯合桂枝茯苓丸料服用開始 11 日目には、頭痛回数が減り、症状も軽くなった。3 ヶ月後には更なる改善が見られた。5 ヶ月後海水浴で日に当たったが、頭痛の程度は非常に軽く水泳を楽しめた。日常生活は頭痛で困ることはなくなった。7 ヶ月以後、9 年間続いた頭痛が消失した。

一口メモ 10

　桂枝茯苓丸料とは、桂枝茯苓丸と同じ構成生薬の煎じ薬。

7）中高年の脳血管障害後遺症による頭痛

　中高年者の慢性頭痛は、脳動脈硬化症が原因のことが多い。血管の動脈硬化により、血流が悪くなり、頭痛が起きてくる。このような症状には、中国で昔から半身麻痺などに使用されてきた補陽還五湯（ホヨウカンゴトウ）が有効である。出典は『医林改錯』。また同じ原因で起こる、ふらつき、めまい感、冷感にも効果が期待できる。
　補陽還五湯で効果の現れた患者さんは、一般的に脳血管に血流うっ滞（瘀血）が起こりやすい体質の方が多いので、症状が改善した後も服用量を減らして継続的な服薬が望ましい。また動脈硬化が気になる方には、予防的に少量服用も勧められる。
　処方中の当帰・川芎・赤芍薬（セキシャクヤク）・桃仁・紅花・地竜（ジリュウ）が瘀血を除き血流を改善し、黄耆（オウギ）が補気（一口メモ 5　12 頁参照）し、気血の流れを増強する。

症例 1 1 年続いた後頭部痛に補陽還五湯（ホヨウカンゴトウ）が奏効

　70 歳女性。身長 160 cm、体重 68 kg。69 歳から後頭部痛、背中にかけての冷

たさ、肩凝り、ふらつき（地震の中を歩いている感じ）が１年続く。補陽還五湯を服用後、症状は次第に改善し、４ヶ月後には過労、不眠など悪い条件のとき以外、無症状となった。ただし、服用を中断すると再発するので継続的に服用中である。

症例2　一過性意識消失後の頭痛に補陽還五湯が奏効

60歳女性。身長148cm、体重52kg。買い物中、意識消失、失禁した一週間後、重い頭痛・めまい・肩凝りで気分不良となる。以来体調が悪かった。

45歳のとき一過性脳梗塞で右半身麻痺となったが、自然治癒。補陽還五湯服用約１ヶ月後、症状は80％消失、２ヶ月後無症状となった。

2. 舌の痛み

舌痛症は舌表面に特別な変化がないにも拘わらず、舌の先、舌側縁、舌面に灼熱感やひりひりした痛みを感じる原因不明の疾患である。原因としては義歯や充填物の機械的刺激、ホルモンバランス失調、精神的因子、神経症、心身症、癌恐怖症などが考えられる。根本治療法が確立されておらず、難治例では、患者はときに、うつ（鬱）になるため、著しくQOLが低下する。

この疾患はうつ、つまり漢方的には肝鬱（かんうつ）と言われ、いわゆる"肝"が絡むことが多い。

治療としては、加味逍遥散、黄耆桂枝五物湯（オウギケイシゴモツトウ）、加工ブシ末など、漢方薬が奏効することも報告されているので、漢方薬治療は選択肢の１つである。

漢方の"肝"

肝臓のみならず、情緒活動に関する大脳辺縁系、視床下部を含めた自律神経系、運動神経系、血管運動神経の調節機能、生殖機能などとも関係する。

我々は中医学（一口メモ11　21頁参照）理論に基づき、八味地黄丸、竜胆瀉肝湯（一貫堂処方）（囲み記事21頁参照）、六君子湯、滋陰降火湯、安中散、半夏瀉心湯、麦門冬湯、六味地黄丸、加味逍遥散、甘麦大棗湯などを病態に応じて適宜組み合わせて投与し、効果を得た（症例1～5）（eCAM 4（4）：463-467, 2007）。

　八味地黄丸は腰痛、足の冷え、冷え性などを伴う腎陽虚（腎陽不足）（一口メモ12　21頁参照）の患者に投与される（腰の痛みの項45頁参照）。

　竜胆瀉肝湯（一貫堂処方）は、陰虚（一口メモ13　21頁参照）によるのぼせ感、口内熱感（陰虚内熱）（一口メモ14　21頁参照）などに投与されるが、処方中の当帰、川芎、芍薬、地黄は補血補陰し、黄芩・山梔子・竜胆は解熱消炎（清熱）し、車前子・沢瀉で不用な水分を利尿排出（利湿）する。

　六君子湯は、舌痛症は消化機能低下（脾気虚）が一因となることが多いので補脾のためによく使われる。処方中の人参・大棗が消化機能を活性化（補脾気）する。

　滋陰降火湯は陰虚内熱に対して、処方中の当帰、芍薬、地黄、天門冬、麦門冬で補陰し舌に作用し、黄柏、知母で舌の炎症をとる。

　安中散は長期の冷えが蓄積して起こる痛みに効くことが多い。処方中の延胡索・高良姜・小茴香・桂皮が体内を温めて気の流れを良くして（理気）痛みを止める。なお延胡索は血流うっ滞（瘀血）を解除して鎮痛する効果もある。

　半夏瀉心湯はみぞおちのつかえ、悪心・嘔吐・下痢などに用いる。黄芩・黄連が胃熱を取り、半夏、乾姜は冷えた胃腸を温め、互いに相乗的に作用して胃もたれ感（心下痞結）を除く。

　六味地黄丸（六味丸）は八味地黄丸から附子と桂枝を除いたもので、足腰だるく、耳鳴り、手掌・足底のほてりなど陰虚に使用する。地黄が補陰して、山茱萸は体外に養分をもらさず、沢瀉は不用な水分を利湿する。

　加味逍遥散は、イライラ、顔面紅潮などの更年期症状に良く効く。当帰・芍薬で補血し、白朮、茯苓で補脾気し、牡丹皮・山梔子で清熱し、牡丹皮・当帰で駆瘀血・活血し、柴胡と薄荷で疏肝解鬱（一口メモ7　15頁参照）し、全身の気血の流れを円滑にする。

　甘麦大棗湯は悲哀感があり容易に泣く（赤ん坊の夜泣き）、焦燥、眠りが浅い、あくびがよく出る、悪夢が続くなどに投与される。小麦や大棗の精神安定作用が相乗的に作用する。

一貫堂

森道伯が完成させた漢方治療の理論で、体質を瘀血証、臓毒証、解毒証に分類し、通導散、防風通聖散、柴胡清肝湯、荊芥連翹湯、竜胆瀉肝湯で治療する。

一口メモ 11

中医学は中国で古来より発達した中国固有の医学。

一口メモ 12

腎とは、五臓の1つで脊柱両側に左右1対あり、精（人体を構成し、生命活動を維持する基本物質で、生殖のための先天の精と、食物からの後天の精がある）を貯蔵し、成長、生殖、水液代謝を主る。腎は骨・髄を滋養し脳・骨の成長・発育・機能状態と直接関係している。腎陽とは、体を温め、水液代謝・成長・発育を促進する腎の機能である。腎陽虚の虚は不足である。

一口メモ 13

陰虚とは、人体に必須な物質や血（血液）、精の不足。この不足を補うことを補陰と言う。

一口メモ 14

陰虚内熱とは、正常では陰陽のバランスがとれているが、陰虚では相対的に陽が余り、内熱を生じる。

症例 1   六君子湯・八味地黄丸・竜胆瀉肝湯少量併用で相乗効果

　74歳女性。身長150cm、体重35kg。某年11月16日初診。10ヶ月前から口内乾燥して粘稠となり、9ヶ月前から歯茎が腫れ義歯をはずしていた。病院で諸治療されるも無効で、初診約1ヶ月前には舌面赤く、舌苔なく舌縁痛が強くなった。口内炎も併発した。歯科医から漢方治療を進められ当院を受診した。
　唾液分泌が少ない、口内乾燥感、熱感、食欲不振、便秘、ガスが多い。夏でも手足が冷たい。寒がり、皮膚・口唇乾燥、うつ傾向、ストレスで疲れる。睡眠剤服用中である。舌下静脈怒張（瘀血）がある。血液検査では特記すべきことなし。5年前に円形脱毛症、1年前萎縮性胃炎。舌診では無苔、紅舌（鏡面舌→**一口メモ 15**参照）。食欲不振より脾（胃）陰虚と考え、六君子湯1.5、足の冷感より八味地黄丸3、口内熱感より竜胆瀉肝湯1.5（数字はg／日）を投与した。漢方薬開始時のVAS 10が10日後にVAS 3、口内熱感が残存するため、滋陰降火湯4.5g／日を追加投与開始13日後にVAS 1、24日後舌痛が消失した。VASは帯状疱疹の項（36頁）参照．

✎ **一口メモ 15**

鏡面舌とは、陰虚で舌苔のもとの材料がないため、舌表面がツルツルの紅い舌のこと。

症例 2   安中散で温胃して治癒

　57歳女性。身長158cm、体重48kg。某年4月20日初診。舌痛症で耳鼻咽喉科で精査するも原因不明。諸治療無効で漢方治療を希望して当院を受診した。50日前から舌痛始まり、発声時、歯が舌に触れると痛い。食は細く油物は嫌い（脾気虚）、熱いお茶を1日10杯前後服用する、舌体は中心部だけ紅無苔である。冬でも一寸動くと発汗、生来虚弱、月経困難症で40歳時に子宮を全摘している。脾気虚に対し、清熱補気湯加減方を投与した。服用40日後、舌痛は不変で胃もたれ感と胃痛があった。「熱いお茶を沢山飲む」を胃陽虚（**一口メモ 16**参照）と考え

安中散3g／日を、胃もたれ感に対し半夏瀉心湯1.5g／日を追加投与した。2週間後完治した。

✏️ 一口メモ *16*

陽虚とは、一般に温める機能の不足を言う。胃陽虚では胃が冷える。

症例3 甘麦大棗湯追加で著効

　76歳女性。身長163cm、体重60kg。17～18年前頃から舌左側面にピリピリした痛みが出現。10年間以上にわたり、大学病院口腔外科、耳鼻科、歯科などにて諸治療を受けたが無効であった。66歳時、乳癌手術後放射線治療を受ける。75歳時ピロリ除菌治療したが、舌痛改善せず、ふらつきが起こり、漢方治療を希望して某年4月14日受診した。

　昔から家族との生活にストレスを感じている。やや攻撃的に話す。舌は左側面のみ絶えずピリピリと痛むが、食事中は痛まない。血圧は変動しやすい、イライラしやすく睡眠不足、夜間、口内および舌の乾燥感が強く、舌痛のため、ときに寝られない。足首、腰が冷える。舌体に小裂紋を認める（陰虚を示唆）。夜間口内乾燥感、不眠を心陰虚（一口メモ*17*参照）による内熱のためとみなし六味丸6gを投与した。ストレス、血圧変動、攻撃的傾向に対して疏肝解鬱の目的で加味逍遙散を投与したが2週間後も改善がみられなかった。不眠に対しては甘麦大棗湯3.0g／日を併用した。1ヶ月経過後、ふらつき、熟眠感、舌痛などの症状は20％まで減少した。現在継続服用中。2処方が相乗的に作用し奏効したと推察される。

✏️ 一口メモ *17*

　心は血脈（血流と脈管）と神明（中枢神経の機能の一つ）を支配する。飲食物は栄養物質（営）となり、吸収されて血に入る（営血＝陰）。陰不足（陰虚）は心・腎陰虚を起こし、神明異常の不眠を起こす。六味丸で腎陰、心陰も補う。

症例4　義歯挿入後の舌痛に霊芝・梅寄生含有処方が奏効

　70歳女性。身長155cm、体重74kg。義歯を入れた1年前から舌表裏痛み、上顎歯肉痛、口内粘稠感、乾燥感があった。13年前から7年間腰の激痛のため脊椎手術を繰り返したが奏効しなかった。7年前に頸椎椎弓形成術実施した。2年前から側頭頂部頭痛が続き、毎日鎮痛剤を服用中である。諸治療が無効なため口腔外科主治医の紹介で某年2月7日、当院を受診した。

　疲れやすい、ゲップやガスが多い、胃もたれ、胸焼けが20年来続く。足腰がだるく、足先が冷える。寒がりである。血液検査に特記すべき異常はない。口内処置による単純ヘルペス（HSV）活性化による症状と考えた。抗HSV活性の報告されたWTTCGE［WTTC（帯状疱疹の項36頁参照）に霊芝4、梅寄生2を加えた処方］に胃腸調整用の肉豆蔻1.5、茴香1、半夏1.5、縮砂1、白朮1.5、蒼朮1.5、黄耆1.5、党参1、炙甘草1を加えたものを投与した。初診時、舌痛はVAS 10であった。服用開始26日後にはVAS 8、49日後にはVAS 6、82日後にはVAS 4、102日後にはVAS 2、123日後にはVAS 1、159日後にはVAS 0となり、廃薬した。

　1年間VAS 10が続いたものがWTTCGE加減方のみの投与で、約5ヶ月後に治癒したことは、口内治療によるウイルスの活性化と、本処方の有効性が示唆される。

3. 咽頭の痛み

　咽が異物感、むずがゆい感じ（痒みと軽い痛み）、痛い感じ、咳払いしたい感じなどのときには半夏厚朴湯が有効なことが多い。体調により、胃腸に停滞した水分（湿痰）が咽頭部に影響して、咳払いしたい感じや異物感を引き起こす。同時に炎症も起きてくることが多い。

　半夏厚朴湯の主薬は湿痰をさばく半夏で、厚朴が理気（→目メモ18　25頁参照）して症状を改善する。半夏は茯苓と共同で咽喉部の湿痰を除く。厚朴は紫蘇

葉と協力して理気して症状が軽減する。本処方はストレスから、咽頭部を通る肝経の気血の流れが悪くなり、喉に梅の芯がつまったような感じ（梅核気）がある場合にも有効である。更年期女性に多い。

　また咽喉頭の乾燥感のある痛みには麦門冬湯が有効である（囲み記事参照）。

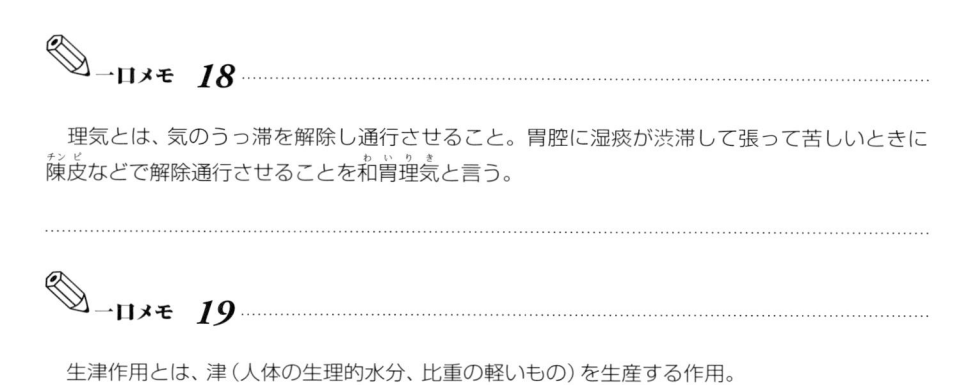

一口メモ 18

　理気とは、気のうっ滞を解除し通行させること。胃腔に湿痰が渋滞して張って苦しいときに陳皮などで解除通行させることを和胃理気と言う。

一口メモ 19

　生津作用とは、津（人体の生理的水分、比重の軽いもの）を生産する作用。

麦門冬湯の有効性

症例2の僧侶の長い読経は咽喉部の乾燥、気血のうっ滞、声帯への過重負担が続くため、咽喉組織の潤いが減り熱を帯びる（陰虚内熱）。麦門冬が肺経である咽喉頭部を潤し（潤肺）、人参の生津（一口メモ 19 参照）の作用とともに炎症を治める。人参、粳米、大棗、甘草は胃腸の働きを活性化（補脾）して、栄養状態も改善し潤肺を助けて、さらに半夏の気を下す作用で止咳し症状が治まる。

症例 1　咳を伴う咽頭痛に半夏厚朴湯が奏効　　（宮前 有子 著）

　73歳女性。雨天・明け方・昼寝後などに咳を伴った咽頭痛が起こった。内科で処方された吸入薬で咳が悪化した。胸部聴診は異常なし。数日続く咽頭

痛がひどいため漢方治療を希望して当院を受診した。内科で処方された薬をすべて中止して、半夏厚朴湯常用量を投与した。3日後には症状が改善し始め、服用を続けて7日後には無症状となったが、念のためさらに3日間服用して中止した。

症例2　読経時の喉の違和感や痛みに麦門冬湯が奏効

　70歳男性。僧侶。某年9月始めの受診時、「最近、読経時に喉の違和感や痛みを感じるようになってきた」という。ときに空咳が出る。半夏厚朴湯を常用量投与したところ、調子が良いという。10月中旬、長時間お経を読んだあとから、喉の刺激感とともに咳がひどくなってきた。喉の奥に乾燥感があるという。半夏厚朴湯が無効なため、麦門冬湯に変更したところ、症状が良くなり、3日後には全快した。恐らく長時間の読経で咽喉部の疲労、乾燥が増悪因子となったため、麦門冬湯が速やかに奏効したものと考えられる。

症例3　試験勉強で起きた咽頭痛が葛根湯と排膿散及湯で治癒

　13歳女性。身長145cm、体重43kg。某年2月初め、試験勉強で2〜3日無理をしていた。起床後、咽が痛いのでうがいをして登校したが、良くならない。熱はないが悪化する可能性があり、試験を控えており早く治したいと当院を受診した。
　勉強で無理をしているせいか肩が凝るという。葛根湯と排膿散及湯（ハイノウサンキュウトウ）を投与した。服用開始すぐから咽頭痛が改善し始め、3日後受診時にはほぼ完治していた。排膿散及湯に含まれる枳実（キジツ）と桔梗（キキョウ）が排膿消炎に作用し、他薬はこれを助ける。また葛根湯は筋肉の強張りを除き、頭顔首部の血行を良くして回復を助ける。普通の体力の人が無理をして咽頭痛や肩凝りを起こした程度だと、漢方薬は意外に早く効果がでる。

4. 頸、肩周囲の痛み

　葛根湯は、風邪の初期で項背部が凝るときに有効である。また、風邪をひいていなくても肩凝り、肩部痛にも良く効く。感冒や酷使により強ばった項背部に、葛根と芍薬が協調して作用し、筋肉の攣縮をゆるめて改善する。やや胃の弱い人には麻黄の除かれた桂枝加葛根湯が良い。

寝違い様症状（頸部肩の痛みの一種）に治打撲一方と田七が奏効

　頭頸部の酷使が長期続いた後の寝違い様症状に諸薬効なく、治打撲一方6g、田七3gを就寝前服用の翌日、痛みがほぼ消失した。同処方を1日3回服用してほとんど完治した。田七は瘀血を除去し、止血、消炎、止痛するので、治打撲一方（捻挫の項33頁参照）と相乗的に作用したと考えられる。それぞれ単独でも効果があるが、相乗効果で短期間に治癒したものと推察される。

症例1　酷使による肩周辺の凝り痛みに葛根湯が奏効　（宮前 有子 著）

　62歳男性．某年5月初旬に片づけ作業を続けるうちに、右肩〜腕が突然痛み出した。1日に数時間ずつ2〜3回痛んで非常に苦痛であった。凝り痛みがあり何かの拍子に激痛が走る。某年5月18日当院を受診した。

　右肩の凝り痛みと右肩胛骨内上角部に圧痛点があった。圧痛点に神経ブロックをして葛根湯を処方した。3日後、肩の凝り痛みは一旦消失したが、新たに右腰部と右上腕に痛みを感じた。腰部の圧痛点に神経ブロックを実施した。肩の凝り痛みが再発し続くので、神経ブロックをしないで葛根湯のみを継続投与した。投与開始後、凝り痛みは漸減し25日後すべて消失した。神経ブロックは短時間しか効果がないので、肩の凝り痛みの消失は葛根湯が効いたと考えられる。

症例2 40年続く頸肩部の凝り痛みに葛根湯が有効

　67歳女性。中肉中背。約40年前よりずっと頸肩部の凝り痛みがあり、ストレッチ体操を続けていた。某年、猛暑のためストレッチ体操を中断した。同年10月下旬左頸肩部の凝り痛みが増悪した。頸肩部、特に左側筋の強張りが強いため、頸肩部のトリガーポイントブロックを3回施行した。同時に理学療法も施行した。また葛根湯（錠剤10錠分2）を併用した。約2ヶ月間の葛根湯服用でVAS 7.5が2.5に軽減した。その後も凝りは漸減して最近では肩の凝り痛みが気にならなくなった。
　40年続いた肩凝り痛みが3回の神経ブロックと理学療法だけで消失するとは考えにくいので、やはり葛根湯の継続服用が奏効したと思う。漢方薬で目的を達するには、この症例のように長期服用も選択肢の1つである。

5. 上肢の痛み

　上腕骨外側上顆が機械的な過剰な力を受け、腱―骨付着部に炎症が起き、激しい痛みを生じることがある。ゴルフ肘，テニス肘などが知られている。手首や腕を回すときに痛みが起こり、物を持ちにくい。現代医学的治療のみではなかなか改善しない。この状態に対し、患部の炎症に治打撲一方、破壊骨微細組織の回復に八味地黄丸を併用すると速やかな改善が見られる（舌の痛み19頁，捻挫打撲33頁の各項参照）。
　治打撲一方中の川骨は内出血の処理、大黄は血腫や老廃物の除去、桂皮・丁香・川芎は協調して温通経脈（一口メモ2　11頁参照）し、気血の流れを円滑にし、結果的に消炎すると推察する。また、中医学の理論では腎経が骨代謝に関係するとされている。八味地黄丸中の附子・山茱萸・地黄・桂皮が協調して腎経を活性化し、牡丹皮で患部の老廃物を除去消炎して微少骨損傷や骨代謝を改善する（腰の痛みの項45頁参照）。

症例 1 ゴルフ肘　　　　　　　　　　　　　　　　　　　　（宮前 有子 著）

　68歳男性。某年7月20日からタイで6連日、7ラウンドした後、さらに練習ラウンドを続けることを繰り返した後から左肘痛が出現したが放置していた。11月初めにはやっとコップがもてるほどに回復したが、12月初旬に再びゴルフをして、左肘痛が悪化して、12月13日当院を受診した。

　動かすたびに左肘を中心に肩〜前腕にかけての痛みが起こり肘の圧痛がある。握力は右42.5kg、左34kgと左が低下していた。神経ブロック、テーピング固定とともに八味地黄丸、治打撲一方を併用した。初診時12月13日にはVAS 5以上であったが、12月19日にはVAS 2、1月19日にはVAS 1となり、2月28日には無痛で違和感のみとなった。

　この年齢で現代医学的治療のみではこのような速やかな回復は見られないので、漢方薬が効いたと思われる。

6. 関節の痛み

1）関節リウマチ

　関節リウマチは関節滑膜に起こる慢性炎症性疾患で、中年女性に好発し、放置すると進行する。日常生活の動作が障害され著しくQOLが低下する。現代医学的治療でうまくいかない場合は、漢方薬治療が選択肢の一つとなる。特に下肢が細り関節は硬直し屈折不能になるのは鶴膝風（囲み記事参照）と呼ばれる。

鶴膝風

　下肢に気血が流通しない慢性関節リウマチ、あるいは膝関節炎などで、膝関節が腫大し、下肢が痩せて細り、形が鶴の膝のようになったもの。

関節リウマチに対しては、葛根湯、薏苡仁湯、桂枝加朮附湯、越婢加朮湯、大防風湯、桂芍知母湯、防已黄耆湯、疎経活血湯、桂枝茯苓丸など色々な処方が使用される。

　葛根湯は熱の有無に拘わらず項背部の緊張があるときの初期の関節リウマチに有効なことが多い。白芍薬、葛根が、気血の流れが阻滞された強張った筋肉を柔軟にし、桂枝が温経通脈（一口メモ2　11頁参照）して鎮痛する。

　薏苡仁湯は慢性的冷えの結果、腫痛のあるリウマチに良い。蒼朮、薏苡仁が不要な水分を排出（除湿利尿）して患部の腫れをとり、当帰、白芍薬で補血し、麻黄は体表を温めて発汗・利尿し、桂皮で温経通脈して気血の流れを改善して鎮痛する。

　越婢加朮湯は全身体表部にむくみの傾向のある関節痛に良い。麻黄が肺の働きを活発にして体内の水の流れを円滑にし、朮とともに除湿利尿してむくみを除くとともに鎮痛する。石膏で患部の炎症をとる。

　防已黄耆湯はむくみやすい、発汗しやすい、関節水腫のある場合に使用する。防已は利尿して患部の浮腫をとり、黄耆は補気して、発汗など体表の調節機能を活発化し、防已と協同して効率的に鎮痛する。他処方併用中でも関節の浮腫があるとき本処方の併用も可能である。

　桂枝加朮附湯は寒がる、関節がむくむなどの傾向があり、四肢が痛むリウマチに頻用される。桂枝が温経通脈し、朮が除湿し、腎を含め全経絡を温める附子（温腎陽）と相乗的に作用して鎮痛する。

　大防風湯は、体力低下・栄養不良傾向で筋力がおとろえたリウマチに良い。大防風湯の川芎・白芍薬・当帰・地黄が補血し、人参・白朮・黄耆で補気、胃腸機能を強化し（補脾）、杜仲・牛膝・附子で温腎陽して、全体に栄養状態や気血の流れを改善して鎮痛する。

　桂芍知母湯は冷えによる痛みがあるが、関節は熱を持ち腫れているリウマチに用いられる。桂枝で温通経脈し、麻黄、防風で冷えを除くとともに除湿し、附子で温腎陽、鎮痛し、知母で患部の炎症を鎮める。。

　桂枝茯苓丸加附子は、女性で月経痛の強い人や下腹部圧痛、固定痛、温まると鎮痛するなど瘀血症状のあるリウマチには、しばしば有効である。桃仁・牡丹皮が駆瘀血・活血し、桂枝と附子で温通・鎮痛するためと推察される。実証で便秘

などあれば他の駆瘀血処方の桃核承気湯、通導散なども使われる。
　疎経活血湯は、全身の、ときに遊走性の手足の痛み・しびれ、皮膚に艶がないなどのリウマチに使われる。当帰・芍薬・地黄・川芎が補血し、川芎・桃仁・牛膝が駆瘀血・活血し、防風・防已・威霊仙・白芷が身体を温め除湿し、蒼朮・茯苓で利湿・利尿して全体として鎮痛効果を発揮する。
　小柴胡湯、四逆散、加味逍遥散などは、ストレスで悪化するとき単独、または他処方と併用して有効なことがある。柴胡が疏肝解鬱（一口メモ 7　15頁参照）する。色々な症状がストレスで悪化するとき、これらの処方を併用すると効くことが多い。

症例 1　疎経活血湯加附子がリウマチ症状を改善

　45歳女性。中肉中背。第一子出産後リウマチ症状が出たが、指圧、現代医学的治療で完治した。1年半前の冬は右足関節腫痛、右足底痛で歩行困難となったが、保険処方の漢方薬で改善した。半年前の冬から再発し歩行不能となり煎薬治療を希望して某年7月7日に当院を受診した。
　ストレスが強く、下腹部に瘀血を示す圧痛があり、舌体も暗色で明らかに瘀血があり、手足各関節すべて腫れ痛んだ。手足末端が冷たい。(1)小柴胡湯合桂枝茯苓丸料加附子（一口メモ 10　18頁参照）、(2)越婢加朮湯合防已黄耆湯（煎薬）の各半量ずつ服用3週間後には、症状が改善し歩行可能となった。2ヶ月後かなり元気になったが足底痛、関節痛がまだ残っていたので、桂枝茯苓丸を疎経活血湯加附子に変更した。以後順調に改善し、服用開始半年後にはほぼ完治した。その後は疎経活血湯加附子のみ3分の1日量を半年継続して廃薬した。

症例 2　10年前からリウマチ

　50歳女性。中肉中背。冷え性。10年前からリウマチ症状で膝に水がたまり、手首膝とも動かすと痛い。非常に疲れやすい。教員をしており、ストレスが多く、階段の下降時の痛みがある。食欲良好。
　某年12月11日初診。11月26日のCRP 3、赤沈70／102。母もリウマチ、下

腹部に瘀血を示す圧痛があり、入浴で楽になる。(1)小柴胡湯合桂枝茯苓丸料（煎薬）、(2)桂枝加朮附湯合越婢加朮湯（煎薬）の２つの処方を毎日半量ずつ服用。２週間後痛みは不変だが、疲れを感じなくなった。４週間後、関節水腫減少し歩きやすくなった。６週間後リウマチ痛、関節水腫とも減小して日常生活が楽になった。３ヶ月後には関節水腫、痛みともさらに改善した。CRP 1、赤沈67／95。５ヶ月後にはほぼ完治して廃薬した。

症例３　検査値は改善したが症状が改善しない

57歳女性。身長161cm、体重46kg。某年12月21日初診。１月から父親の介護で過労が続いた。11月初めから右手首が発赤腫脹、日常生活に支障を来たすようになった。夜中、体動時に筋肉や節々が痛む。冷え性で足が冷え、顔面はほてる。精査の結果リウマチと診断された。母親もリウマチ。不眠症で多夢。現代医学的治療を受けていて検査値は改善したが症状が改善しないため漢方治療を希望して当院を受診した。

八味地黄湯合防已黄耆湯に桃仁3g、柴胡3gを追加して煎薬として投与した。最初あまり変化なく過労状態が続く中、服用開始20日後、大きな関節痛は消失したが節々の軽度の痛みが残った。同処方継続45日目には、漢方服用前に比し痛みが軽減したが、四肢の指関節の発赤と痛みが出現した。同処方継続85日目受診時、痛みはかなり減ったが家事労働で無理をすると節々の痛みが悪化する。足の付け根の痛みも残存している。別の関節痛のあるリウマチ患者のWTMCGEPP（帯状疱疹の項36頁参考）投与でCRPが半減、痛みが著減したとの報告をもとに、この患者にもWTMCGEPPを追加投与した。約４ヶ月後ほとんどの症状が消失した。さらに１ヶ月間併用して中止した。その後、庭仕事で無理をしたり、歩きすぎたりすると症状がでるのでそのたびに最初の処方を服用して改善している。この患者は腕を使いすぎて痛みが悪化した場合、治打撲一方併用が良く効いた。

2）変形性関節症

症例1　慢性変形性膝関節炎

　76歳女性。中背・やや肥満。慢性膝関節炎で近医で治療を受けていたが、6年間よくなったり悪くなったりの繰り返しであった。医師は高脂血症薬を処方し、体重を減らすべきだと再々注意した。ある日、転んで膝頭を捻挫したが、現代医学的治療で痛みは1週間で消失した。しかし、歩きすぎたり、関節に過分な負担がかかるたびに痛んだ。痛みに波はあるが、完治することなく一寸の負荷で悪化を繰り返す関節炎に、漢方薬治療を希望して当院を受診した。

　2週間、治打撲一方と八味地黄丸を常用量投与した（捻挫の項33頁参照）。その後出先で転んで捻挫するまでの約3年間、関節炎の悪化はなかった。

症例2　転んで膝頭を打つ

　69歳女性。中肉中背。転んで膝頭を打って歩行困難となった。かかりつけ医から3ヶ月間治療を受けて歩くことはできるようになったが、歩行時の疼痛（VAS 8〜9）が7ヶ月間続いた。歩行時痛の改善を希望して当院を受診した。

　八味地黄丸を投与して30日目にVAS 7に、その後服用を継続し次第に改善され80日目受診時にはVAS 0であった。ゆっくりしかし確実に疼痛が減少していったという。治打撲一方を併用していれば、遙かに速やかに改善したものと推察する（捻挫の項33頁参照）。

7. 捻挫・打撲・骨折の痛み

　捻挫、打撲症は、痛みのために日常生活が非常に妨げられる。特に高齢者の場合、改善に時間を要し、寝たきりになることも多い。桂枝茯苓丸、桃核承気湯、通導散、治打撲一方などが頻用される。一般的に普通の捻挫では、治打撲一方常用量では

完治には 10 日以上を要する例が多い。なお我々は八味地黄丸を併用するとその期間は短縮することを報告した（eCAM 4（4）：463〜467, 2007）（囲み記事 19 頁参照）。これは恐らく腎の働きを良くして、骨組織修復促進（腰の痛みの項 46 頁参照）し、互いに相乗的に作用した結果と推察される。

中国では骨折に八味地黄丸

中国では骨折をすると頻繁に八味地黄丸が投与される。中医学では八味地黄丸は補腎陰・陽するため、腎陰と腎陽が作られ、これらは、髄・骨を養い治癒機能が強化される結果になるからである。（補腎陰は**一口メモ12**　21 頁参照）

　八味地黄丸により胃腸障害がある場合は、半夏瀉心湯、六君子湯、安中散など症状に合わせた胃薬を併用すると軽減する。地黄がその原因とされるが、胃腸障害が改善しない場合は、真武湯（シンブトウ）、附子理中湯（ブシリチュウトウ）などで代用することもある。

　これらの処方の服用量を増やしても問題のない場合は、増やすと治癒に要する時間はさらに短縮する。しかし、治打撲一方中には大黄が含まれているため、ときに下痢をすることがあるので留意する。上記胃薬併用で改善することも多い。

　捻挫打撲の患部（筋肉、骨組織）は血流うっ滞と炎症が共存する。桂枝茯苓丸の桃仁、牡丹皮、桃核承気湯の桃仁、大黄、通導散の紅花、蘇木（ソボク）などは駆瘀血・活血して血流を回復して治癒に導く。治打撲一方の、川骨（センコツ）、樸樕（ボクソク）、川芎、大黄は駆瘀血・活血し、桂枝、丁香が温めて血流を円滑にし互いに相乗的に作用して消炎、鎮痛すると推察される。治打撲一方は、受傷後、経過時間の長短に拘わらず、服用したその日から症状は改善していくことが多い。

　症例にもあるが、交通事故後遺症などにも有効で、現代医学的治療と併用すると治癒に要する期間が短縮することを経験した。上述のように本病態には色々な処方が有効である。

症例 1　治打撲一方単独と八味地黄丸併用が比較できた症例

　58歳女性。治打撲一方単独と八味地黄丸併用時の比較例である。骨粗鬆症がありよく転ぶ人で、鎮痛パップ剤を貼るとVAS 10が9になる程度だった。平素、打撲傷の完治までにほぼ1ヶ月以上かかった。54歳時の臀部の打撲傷に対し、治打撲一方単独投与では完治に20日間を要した。58歳時、転倒してできた顔面の打撲傷の痛みは八味地黄丸と治打撲一方を併用することにより12日間で消失した。本人に確認したところ打撲傷の程度は同じだったが併用で明らかに早く治ったことを実感したという。これは治打撲一方と八味地黄丸の相乗効果により治癒に要する時間が短縮したと推察される。

症例 2　交通事故の臀部打撲に治打撲一方と八味地黄丸併用のみで治癒

　67歳女性。看護師。軽度骨粗鬆症を指摘されていたが、ある日交通事故に遭い、右臀部に強度の打撲傷を受けた。同日、治打撲一方と八味地黄丸を服用し始めたところ、7日後にはVAS 10が2となった。事故後28日目にはこの2処方のみで完治して廃薬した。鎮痛剤も不要であった。

症例 3　入浴中の捻挫

　77歳男性。骨粗鬆症、腰痛があったが、入浴中に右くるぶしを捻挫した。1日経過後VAS 9であった。治打撲一方と八味地黄丸を7日間投与後、VAS 1となり、2週間後には痛みはなくなった。77歳という年齢にしては速やかな回復であった。

症例 4　脊椎圧迫骨折

　77歳女性。シェーグレン症候群のためステロイド服用中の骨粗鬆症のある患者である。脊椎圧迫骨折で腰痛を発症した。治打撲一方と八味地黄丸の服用を開始した。5日後腰痛はVAS 10から5に改善した。1ヶ月後VAS 4となった。

2ヶ月後には痛みはなくなった。高齢女性のステロイド服用中の骨粗鬆症にしては速やかな回復と考えられた。

症例5　大量服用で速効性

68歳女性。右踝(くるぶし)を捻挫した。日本の民間薬である犬山椒(イヌザンショウ)の湿布をしたが、夜中痛みで目が覚めた。受傷26時間後VAS 10であった。鎮痛坐薬を使用4時間後（受傷後30時間）VAS 9となった。再度、犬山椒を使用して受傷49時間後VAS 8となり、80時間後VAS 7となった。患者が当院を受診した受傷後82時間の時点ではVAS 7のままであった。その時点で八味地黄丸4.5g、治打撲一方5g、胃腸障害予防として半夏瀉心湯1gが投与された。2時間後（受傷後84時間）でVAS 3となった。さらに同じ処方を同量服用して2時間後（受傷後86時間）でVAS 0となった。その後服用間隔を1日3回に減らし1週間後中止したにもかかわらずVAS 0のままであった。それ以来無症状で経過している。

なお、一般に大量服用する際には、食後服用、胃薬の併用など胃腸障害を起こさないための配慮が必要であり、胃弱の人には要注意である。

8. 帯状疱疹による痛み

急性帯状疱疹（帯状ヘルペス）は細胞性免疫力が低下したとき、例えば加齢、過労、免疫抑制剤投与中、抗癌剤化学療法中などに体内に潜伏していた水痘・帯状疱疹ウイルスが再活性化して発症する激しい痛みのある疾患である。

帯状疱疹にはバルトレックス（バラシクロビル）など抗ウイルス薬が有効であるが、治療開始が遅れると無効であることも多い。さらに抗ウイルス薬はヘルペス後神経痛（PHN）には効果がないといわれている。その痛みは持続的で激しいことが多い。また、罹患後6ヶ月には満たないが、痛みが遷延しているものを、ヘルペス関連痛という。やはり痛みでQOLが低下する。

漢方薬では柴苓湯(サイレイトウ)、桂枝加朮附湯、越婢加朮湯、麻黄附子細辛湯、麻杏薏甘湯(マキョウヨクカントウ)、

当帰四逆加呉茱萸生姜湯、補中益気湯、十全大補湯、五苓散などの有用性が報告されている。しかし、これら処方がPHN、ヘルペス関連痛などに無効であることも多い。これらの機序については不明であるが、補中益気湯、十全大補湯などが効果があるときは、恐らく患者の体力をつけ免疫力を増強しているためと推察される。

中山は藤瘤 Wisteria floribunda、菱の実（芰実）Trapa natans、訶子 Terminalia chebulae、薏苡仁 Coix lachryma-jobi の熱水抽出物（学名の頭文字からWTTCと名付けた）の末期消化器癌に対する有効性について報告している（日本医師会雑誌 41（12）：945-954, 1959）。

我々は、このWTTCの加減法である、WTMCGEPP（囲み記事38頁参照）を急性帯状疱疹に1日に6 dose投与すると速やかに鎮痛し、治癒に向かうことを報告した（Am J Chin Med 33（4）：517-523, 2005）。鎮痛の漢方薬的機序を推察すると、藤茎は経絡の気血の流れを活性化して止痛し、肉豆蔻は胃腸機能を、石榴皮は腎の機能を改善し、組織培養オタネニンジン（人参）の胃腸への効果と相乗的に作用した結果、有効であったと推察される。これを服用するとNK細胞活性が上昇することが多い。PHNにはWTMCGEPP単独よりも患者にあった体質改善薬とともに投与すると、体力増強とWTMCGEPPの作用との相乗効果が予測され、さらなる止痛効果が期待される。また、PHNやヘルペス関連痛に本処方を投与する際、たとえ効果は不完全でも、神経ブロックなど現代医学的諸治療を併用したり、治療後に投与するほうが、WTMCGEPP単独投与に比べ有効率が高かった。恐らく神経ブロックなどによって、一時的にでも患部の血流が増加しており、生薬がより効率よく吸収されているためであろう。

ヘルペス後神経痛（帯状疱疹後神経痛）post herpetic neuralgia：PHN

帯状疱疹後疼痛とも言われる。帯状疱疹が治った後もおおむね6ヶ月以上痛みが続くもの。また、帯状疱疹に罹ってから6ヶ月未満で、痛みが遷延しているものを、ヘルペス関連痛という。

> **WTMCGEPP**
>
> 藤茎 Wisteria floribunda（0.38）、菱の実（芰実）Trapa natans（0.38）、肉豆蔲 Miristica agrans（0.38）、薏苡仁 Coix lachryma-jobi（0.75）、霊芝 cultivated ganoderma lucidum（0.75）、梅寄生 Elfuinga applanata（0.38）、オタネニンジン tissue cultured Panax ginseng（0.3）、石榴皮 Punica granatum（0.38）（数字は乾燥重量 g/dose）。

症例 1　急性帯状疱疹（眼帯状疱疹）に WTMCGEPP

　73歳男性。身長158cm、体重65kg。数日間のバスツアーに出かけ、睡眠不足と過労状態が続いていた。帰宅後眼部に疼痛を感じた。どんどん悪化していき、水泡と湿疹を来たし痛みとともに、左顔面半分が腫れ上がり、6日目には眼部帯状疱疹と診断され、鎮痛剤と抗ウイルス塗布剤を投与された（VDS 5）（囲み記事参照）。しかし、さらに悪化し、8日目に当院を受診した（VDS 6）。

　ヘルペス発症9日目から WTMCGEPP（5 dose/日）投与を開始した。投与開始2日目から改善し始め、眼裂が開き始めた。患部は痂皮化し始め、4 dose/日に減量した。痛みも減り（VDS 2）12日目までには慢性鼻炎による鼻汁が著減し、疼痛も消失した（VDS 0）。18日目には就寝中に痂皮が取れ、皮疹も完治した。

　急性帯状疱疹の完治には3週間以上かかることが多い上、眼帯状疱疹は難治である。本例では、WTMCGEPP投与後12日で無痛となっているから、WTMCGEPPは抗ウイルス薬同等以上の効果があった。なお複数症例で同様の経験をした。

> **VDS（verbal description scale）**
>
> VDSは痛みの口頭式評価法の一つ。あらかじめ下記のような痛みの強さのスコアを決めておき、患者が口頭で痛みのスコアを伝える。VDS 6：考え得る最強の痛み、5：非常に強い痛み、4：強い痛み、3：中等度の痛み、2：軽度の痛み、1：かすかな痛み、0：無痛。

症例2　ヘルペス後神経痛（PHN）に WTMCGEPP

　78歳女性。某年4月、PHNにて当院を受診した。神経ブロックをはじめ諸治療施行し、受診4日後にVAS 8が5に減少した。その後治療をしないで4日間経過したが、痛みにそれ以上の改善がみられないため、WTMCGEPP 3 dose/日投与を開始した。服用開始10日後にはVAS 5が1に減少した。13日目以降はずっと0.5で経過した。神経ブロックだけではVAS 5以上の改善がみられなかったが、WTMCGEPP投与で速やかに痛みが減少した事実は、この処方がPHNに有効であることを示唆する。

　なお、この他にも神経ブロックなど現代医学的な治療のみで無効なときに、WTMCGEPPを併用すると、多くの場合痛みが減少することを経験した。しかしPHNには現代医学的治療のみ、WTMCGEPPのみではあまり奏効しないことが多い。現代医学的治療で患部の血流を改善させたほうがWTMCGEPPの吸収率が良くなるのかと思われる。逆に、最初から併用することがPHNの予防に有力な手段かもしれない（ペインクリニック 27（4）: 493-499, 2006）。

症例3　ヘルペス関連痛に WTMCGEPP

　54歳男性。糖尿病性腎症で透析中であった。某年11月20日頃から左後頭部に疼痛が出現し、12月3日より疼痛が悪化した（VAS 8）。他院にて治療されるも痛みが改善しないため、発症後第21病日に当院を受診した。ヘルペス関連痛と診断して、帯状疱疹痛に有効という報告のあった、八味地黄丸と補中益気湯を併用しながらブロック施行を終了した、治療開始7日後も、VAS 7.5以下の改善がみられなかった。8日目からWTMCGEPPの併用を2週間行った。投与終了後VAS 5と痛みは減少したが、その後さらにVAS 2へと低下した。VAS 2が続いた10日目に、さらにWTMCGEPPを14日間投与してほぼ痛みは消失した。

　一般に糖尿性腎症で透析中などの条件下の患者は、治療に抵抗し難治例が多いが、WTMCGEPPの投与で順調な経過をたどった。

9. お腹の痛み

緊急手術を必要とするような急性腹症は入院を要するので本項では割愛した。

1) 下腹部痛

　女性で下腹部に血流うっ滞（瘀血）があると腹痛が起こる。月経のたびに起きる場合が多い。特に冷え性だと月経時には血流うっ滞も悪化しやすく、ひどい下腹部痛（生理痛）が起こることが多い。頭痛の機序と同じである。これには桂枝茯苓丸や当帰芍薬散が有効である。
　また大抵ストレスですべての状態が悪化するので、ストレスを軽減するつまり肝経（かんけい）の気のうっ滞を解除する小柴胡湯の併用が良い。当然、下腹部をカイロなどで温めて血流を回復すると痛みが軽減する。

症例 1　肩凝り・頭痛・便秘・四肢の冷える人の下腹部圧痛

　34 歳女性。某年 4 月 30 日受診。春先以来花粉症で、くしゃみ・鼻水・目の充血が起きてくる。疲れると肩凝り・頭痛が出てくる。胃弱。便秘。手足冷たく顔色は白い、左右下腹部に瘀血を示す圧痛があった。小青竜湯を投与し、鼻炎症状は 2 週間後には消失した。小柴胡湯加桂枝茯苓丸投与にて下腹部圧痛も 1 ヶ月後には軽減し、生理痛もほぼ消失した。

2) 冷えると起きる腹痛

　消化管は冷えると血流が悪くなり機能が低下する。血流が悪くなると腹痛が起きてくる。ときに下痢になる人もいる。このようなとき真武湯や附子理中湯（人参湯（ジントウ）＋附子（ニン））で消化管が温まると腹痛がなくなる。
　真武湯の白朮・茯苓で胃腸の働きを改善し、芍薬で腸の緊張を緩めて止痛し、主薬の附子が腎経（じんけい）（骨盤内臓器も含む）や脾を温めるとともに鎮痛する。

附子理中湯は附子が、構成生薬の乾姜とともに消化器を温めて消化機能を改善する。人参、白朮は胃腸機能を一層高め腹痛をおさめる。

症例1　真武湯で便秘も改善

47歳女性。中肉中背。昔から冷えると腹痛が起きて困っていた。温かい物が好き。便秘である。足が冷たい。真武湯を投与したところ、数時間後には腹痛が治り、引き続き3ヶ月服用したが腹痛は起きなくなったので廃薬した。便秘も改善した（3日に1回の排便が、毎日か2日に1回の排便となった）。足の冷えも感じなくなった。このような人は腹巻きをすると良い。附子理中湯でも良く効く。

症例2　脾腎の冷えによる腹痛に附子理中湯と八味地黄丸の併用

15歳女性。身長168cm、体重50kg。某年8月2日受診。小学生のときから寒がり。真夏でも手足が冷たく、夏の暑さが好きである。冬は頻繁に腹痛が起きる。夏でも足が冷えると腹痛が起きる。喉の渇きはない。肩が凝る。ときに吐き気を伴う。月経前後はこめかみがガンガンと痛む。

腹巻きを常時するように言い、消化器の冷え（脾陽虚）に対して脾を温める附子理中湯を、足の冷え（腎陽虚）に対して八味地黄丸を常用量の3分の2ずつ投与した。1週間後から楽になり、4週間後の受診時に腹痛，ひどかった生理痛、吐き気、肩凝りも消失していた。

このように、脾と腎の冷え（脾腎両虚(ひじんりょうきょ)）を同時に治療すると、速やかに改善することが期待できる。

10. 尿路結石による痛み

尿路結石は、尿の通路（腎臓内、尿管、膀胱、尿道など）にできた小さな石が、尿路のどこかにつまり、激痛が起きる病態である。激痛のため、著しくQOLが低

下する。痛みが強いときは救急車で運ばれたり、救急外来を受診することも多い。しかし入浴して温まると鎮痛することからも、温まることにより尿管など管腔臓器が拡張し、流れを阻まれていた気血や尿が流れ始めるからと推察される。よく使われる処方は、猪苓湯、五淋散などである。血尿を伴う場合は四物湯などを併用する。激痛には解急蜀椒湯がよく効く。

猪苓湯は頻回に尿意を催すとき、尿量減少、排尿痛、血尿などの症状に用いる。処方中の猪苓、沢瀉、茯苓は利尿作用を持ち、物理的に詰まった石を流し出す効果がある。阿膠は腎・膀胱系に作用し止血する。滑石は消炎利尿する。

五淋散中の茯苓、沢瀉、木通、車前子は利尿し、当帰、地黄、芍薬は補血し、阿膠で止血するので血尿にもよく使われる。黄芩、山梔子、地黄は主に消炎作用を発揮する。

解急蜀椒湯の蜀椒、乾姜、附子は温めることにより管腔臓器が拡張し、石による尿路の通過障害が除かれ止痛効果が出るものと考えられる。強い痛みにときに著効するので勧められる。いずれの処方も排石されるまで十分に多量、ときには常用量の2倍量など服用することが、完治への近道と考えている。

症例1　猪苓湯加四物湯合解急蜀椒湯が奏効

46歳男性。身長165cm、体重57kg。某年9月21日初診。尿路結石痛に対し現代医学による治療より漢方治療を希望し当院を受診した。

1ヶ月前から左下腹部鈍痛（朝10時から午後1時まで）が続く。痛みは鎮痛剤で治まるが、検査にて尿路結石（尿管中央部に8×1.5mmの結石）と診断される。猪苓湯加四物湯合五淋散、八味地黄丸で尿量が増加し、半日後には腹部鈍痛が消失した。以後1〜2年に1度、尿が出にくくなったり、尿線が細くなったりしたがその都度、上記処方を各3分の1日量ずつを約1週間服用することにより違和感が消失していた。初めての発作から3年後に再発したので、同じ処方を今回は常用量を3ヶ月間服用して大きな石（15×5mm）を排出した。

尿路結石には多めの漢方薬を服用して多量の利尿つけて、尿路を温めて通路を拡張し速く石を排出することに尽きるのではないかと考えている。

症例2　繰り返す発作に猪苓湯合解急蜀椒湯が奏効

　58歳女性。身長158cm、体重70kg。某年11月21日初診。1週間前から左下腹部に鈍痛があった。尿路結石があると言われ、病院で鎮痛剤を処方されて服用したが無効であった。午後2時から8時までの間ほとんど立ちっぱなしの状態で仕事をしている。若いときから肩凝りがひどく、手足冷たく、腰痛もある。脈拍68回/分、血圧138/78 mmHgであった。

　猪苓湯合解急蜀椒湯を処方したところ、3日後から痛みが減少し1週間後受診時に痛みは消失していた。その後も、症状はないが、本処方を飲んでいた方が調子が良いと言うことで、常用量の3分の1日量の服用を約6ヶ月間続けて中止した。さらに6ヶ月経過後の11月初旬にまた同様の痛みが起こったため、常用量の3分の1日量の服用を開始した。痛みは直ぐに消失した。しかし、2ヶ月後の2月に激痛に見舞われ、同じ病院で前回同様の治療を受けたが改善しないため当院を受診した。

　再び、猪苓湯合解急蜀椒湯を30日分処方して常用量服用を指示したところ、痛みは3日でおさまり、1週間後には完治した。その後は常用量の3分の1日量の服用を継続して、その後再発していない。

11. 性器ヘルペスによる痛み

　性器ヘルペスは、単純ヘルペスウイルス（HSV）が原因で起こる。過労、ストレスなどにより、免疫力が落ちたときや、発熱、月経、日光に長時間当たるなどが誘因となる。

　性器ヘルペス感染のほとんどは性交渉による。初めて感染したときは、まず性器に赤いブツブツができ、さらに小水疱が出現し、水疱は数日後には自潰する。その後は潰瘍になり発熱することもある。痛みは歩行障害になるもの、半身の皮膚表面の激痛で夜中目覚める程度から違和感程度まである。完治にはほぼ2～3週間かかる。初感染のときは症状がひどいが、再発を繰り返すと比較的

軽症になることが多い。しかし不快感で悩まされQOLの低下で苦しむことが多い。バルトレックス（バラシクロビル）など抗ウイルス薬が有効であるが、腎障害のある場合は要注意である。ときに耐性ができて無効となったり、副作用で苦しむこともある。

　HSV-2型が原因のことが多いが、頻度は少ないが1型による場合もある。性器ヘルペス症状は主に陰部の慢性炎症症状によるものであるから、竜胆瀉肝湯、五味消毒飲、また明らかにストレスで悪化する場合などは、加味逍遙散、小柴胡湯、四逆散などの併用などが考えられる。しかし、全例に有効とは限らない。

　同じヘルペスウイルス属である水疱帯状疱疹ウイルス（VZV）が原因の帯状疱疹に有効であったWTTC加減法であるWTMCGEPP（帯状疱疹の項36頁参照）が性器ヘルペスにも有効である。症状に応じて竜胆瀉肝湯、五味消毒飲などと併用すると相乗効果がある。竜胆瀉肝湯中の竜胆は、泌尿生殖器系の炎症に有効である。黄芩・山梔子は消炎解毒し、沢瀉、木通、車前子は利尿する。諸薬が相乗的に働いて鎮痛効果が期待される。五味消毒飲の金銀花は消炎解毒する。紫花地丁、紫背天葵子、蒲公英、菊花は同様の作用で金銀花を補助する。

症例1　1年前から陰部痛を繰り返す人にWTMCGEPP

　57歳男性。中肉中背。1年前から陰部の痛みを繰り返すようになった。保険診療では抗ウイルス薬が1ヶ月間に出せる量が限られていて連続して服用できないため完治しない状態で放置すると、自然治癒には2〜3週間を要した。WTMCGEPP（39頁参照）を服用（最初の2日間は6 dose、その後3 dose）すると5日間で痛みがなくなった。この場合も症状に応じて他の処方を併用すると、より回復が促進される。本症例では、2度目の発症ではヘルペスに伴う陰部の炎症を考慮し竜胆瀉肝湯を併用したところ3日後に無痛となった。

症例2　再発を繰り返す性器ヘルペスにWTMCGEPP

　57歳女性。中肉中背。7年前から性器ヘルペス。臀部が痛くて自転車に乗れ

ない。膀胱炎症状が続いていたがゾビラックス（アシクロビル）で改善していた。しかし再発を繰り返すので漢方治療を希望して当院を受診した。再発のときは両腕の神経痛様痛みも出現する。WTMCGEPP を 6 日間服用後無症状となった。治療しない場合の自然治癒には 10 〜 14 日間を要した。継続服用しているとヘルペスも出ないし両腕の神経痛様痛みも消失している。この患者は口唇ヘルペスも時折出るが、これにも原因ウイルスが同じ HSV であるためか、WTMCGEPP が有効である。

症例 3　出産後発症する臀部から足にかけての長引く痛み

　29 歳女性。中肉中背。某年 1 月 10 日出産後から左足臀部からアキレス腱までジンジンする痛みが約 1 ヶ月半程続いた。2 年後の 5 月 10 日の出産後から次第に同様の痛みが始まり、同月 20 日には日常生活に差し支えるような痛みになったため当院を受診した。WTTCGE を常用量の 3 倍服用したところ 3 日後には痛みは最初の 20％程になった。2, 3 日中止するとまた痛み出すので、2 週間同量を継続服用して中止したが、再発はなかった。

　さらに 2 年後出産したが痛みは出なかった。恐らく前回の服薬でヘルペスウイルスが減り、その後の出産ではあまり体力の低下がなかったため、ヘルペスウイルスが活性化されなかったからと考えている。この症例を治療した当時は WTMCGEPP がなかったため WTTCGE を使用したが、同様の効果と推察する。

HSV-1 型

　性器ヘルペスを起こすことのある HSV-1 型は口唇ヘルペスや熱の華を起こす。また、微熱や慢性気管支炎なども引き起こす。

第 2 部　一般外来診療における疼痛漢方治療の実際

12. 腰の痛み

　ここで扱う腰痛は、冷え、血流障害などが原因のものを中心とし、骨盤内臓器などの疾患が原因で起きる二次的な腰痛は省く。

　腰は漢方的"腎"(腎の経絡、泌尿生殖器、一部の内分泌系を含む：骨代謝に密接に関連)との関連が強い。冷えや、血流うっ滞(血瘀)、患部の不用な水分の停滞(湿滞)が血流障害を悪化させて腰痛となることが多い。老化、または生来"腎"の弱い(腎虚)人で伴いやすい骨粗鬆症があるものは慢性化することが多い。

　急性の感冒に伴う腰痛には、冷え(寒邪)が原因であることが多いので、比較的体力のある(実証)タイプには麻黄湯、葛根湯を用いる。体力のない(虚証)胃腸の弱い(脾虚)タイプには桂枝湯や桂枝加葛根湯などが使われる。処方中の麻黄は体表を温め、発汗・解熱し、桂枝は温経通脈(一口メモ2　11頁参照)して、止痛する。

　ぎっくり腰は物理的衝撃による急性の血流うっ滞などで起こる。これには疎経活血湯(ソケイカッケツトウ)がよく使われる。処方中の陳皮(チンピ)や威霊仙(イレイセン)が経絡の気の流れを改善して止痛する(行気止痛)。威霊仙・羌活(キョウカツ)・防已・防風が患部の痛みやむくみをとり、川芎・当帰・桃仁が活血・駆瘀血して血流を回復させ止痛する。基礎に腎虚があることが多い。八味地黄丸など、腎を温める(温腎)処方の併用がさらに回復を促進する。

　慢性腰痛には、八味地黄丸、牛車腎気丸(ゴシャジンキガン)、苓姜朮甘湯(リョウキョウジュツカントウ)、桂枝加朮附湯、桂枝茯苓丸、桃核承気湯、通導散、当帰四逆加呉茱萸生姜湯などが使われる。

　八味地黄丸、牛車腎気丸は老人や、病後の慢性腰痛に用いられる。処方中の地黄は腎を補陰(一口メモ12　21頁参照)して腎機能を高める作用がある。山茱萸は腎に作用し縮尿(一口メモ20　47頁参照)して補陰を助ける。山薬は胃腸の働きを良くする(補脾気)。温腎の附子、温通経脈(一口メモ2　11頁参照)の桂枝、活血・駆瘀血の牡丹皮が協力して腎経絡を温め気血の流れを改善する。茯苓・沢瀉は冷えて停滞した不要な水分を除く(除湿)。八味地黄丸の服用によりときに胃腸障害の起こることがあるが、安中散や六君子湯などの胃腸薬を併用したり、真武湯、附子理中湯などで代替する。他の処方を服用中の場合でも、腎虚で冷え性の人にはこれらを組み合わせて服用すると著効することがある。なお、複数処

方服用する場合は常用量の半量、3分の1で奏効することが多い)。恐らく相乗効果のためであろう(囲み記事参照)。

　苓姜朮甘湯は、足腰が冷えて重い感じのする腰痛に用いられる。乾姜は消化器を温め(温中)、茯苓、白朮は補脾気、除湿する。

　桂枝加朮附湯は、冷えて手足の屈伸しにくい腰痛に使われる。桂枝は温通経脈し、附子は全経絡を温め(補陽、温陽)除湿し、白芍薬は関節の屈伸を滑らかにする。

　桂枝茯苓丸は、痛む部位が固定しており、長時間の同じ姿勢や、就寝中、冷えで悪化するなどの瘀血による腰痛に使われる。胃腸が丈夫でときに便秘のある人には桃核承気湯や通導散なども使われる。桃仁、牡丹皮で活血・駆瘀血、茯苓で利尿・除湿、桂枝で温通経脈して止痛する。

　当帰四逆加呉茱萸生姜湯は、慢性の腰痛症で冷えると悪化するものに著しい効果を発揮することがある。処方中の当帰は補血活血し、白芍薬は補血し、筋肉の強張りを除いて止痛する。呉茱萸、生姜、桂枝、細辛(サイシン)は協調して体を温め、相乗的に作用して腰痛に効く。

　著者は腰部に炎症がなく、患部に熱感のない腰痛に対して、疎経活血湯合当帰四逆加呉茱萸生姜湯で、しばしば著効を得た。一般に高齢女性は中年男性より改善に多くの時間を要する。

一口メモ 20

縮尿とは、腎虚による頻尿、尿失禁、遺精を防ぐ作用を言う。

2つの処方併用で相乗効果

経験的に、処方目的の異なるA、B2つの処方とも痛みに効いた場合、それぞれ単独に用いて治癒に3週間かかったとする。A、Bの2つの処方を併用投与すると、その期間は例えば10日で治るという、いわゆる相乗効果をしばしば経験する。

症例 1　気候の激変で腰痛を発症

　37歳男性。やや肥満中背。某年7月初診。2月20日までインドネシア（気温30度）に滞在していたが3月に帰国後、気候の激変で体に変調を来たした。前屈み姿勢や、坐位で背もたれにあたる度に腰痛が起きてきた。

　6月23日から疎経活血湯合当帰四逆加呉茱萸生姜湯加附子（煎じ薬常用量）を服用開始した。腰部鈍痛、前かがみ時の腰痛ともVAS 8であった。服用開始2週後には前かがみ腰痛は消失・完治したが、腰部鈍痛はVAS 4であった。その後2週間休薬し、7月20日から同処方を再開した。再開時の腰部鈍痛はVAS 4。4週間後にはVAS 2となり、8週間後にほぼ無痛となった。

症例 2　繰り返す腰痛が疎経活血湯合当帰四逆加呉茱萸生姜湯で2週間で治癒

　36歳男性。身長165cm、体重66kg。時々起こる腰痛で多忙な研究職の日常業務に支障を来たすことがあった。寒がりで温めると腰痛は改善する。胃弱傾向で便秘症である。睡眠不足と過労、ストレスが続いた後の某年12月末に腰痛が起こった。放置すると長引いたため漢方治療を希望して当院を受診した。若いときに円形脱毛症になった。血液検査の異常はなかった。

　疎経活血湯合当帰四逆加呉茱萸生姜湯（煎薬）を投与2週間後に痛みは消失した。

症例 3　疎経活血湯合当帰四逆加呉茱萸生姜湯で下半身の牽引痛も同時に治癒

　54歳女性。中肉中背・某年12月3日初診。3週間ほど前から、急に右下半身に牽引痛（VAS 8）、腰痛（VAS 6）を来たした。薬疹が出やすい。胃は丈夫。足先が冷たい。疎経活血湯合当帰四逆加呉茱萸生姜湯を14日間投与後、右下半身牽引痛、腰痛ともVAS 3に改善した。同処方継続40日後の受診時、右下半身牽引痛VAS 1、腰痛VAS 1であった。同処方継続50日後の受診時、右下半身牽引痛、腰痛は消失していた。

症例4 うつを伴う6年来の腰痛に疎経活血湯合当帰四逆加呉茱萸生姜湯

　69歳女性。食欲正常、中絶2回、閉経は45歳、子供は4人である。某年5月14日初診。前年2度目の帯状疱疹で入院。腎嚢胞がある。瞼、下腿が腫れぼったい。6年前、頭部を強打して以来のうつ状態と尾底骨、腰から膝裏にかけてジンジンした痛みが続いている。つまづくと膝裏がピリッと痛む。5ヶ月前にバスのステップに足をかけたとたん、足裏の激痛で動けなくなった。以後立ったり座ったりができない。腰から膝裏にかけての痛み（VAS 8）があり、ときおり、頻拍発作がある。疎経活血湯合当帰四逆加呉茱萸生姜湯を投与。2週間後、腰から膝裏にかけて痛みがVAS 6、同処方継続約2ヶ月後受診時にはVAS 4、100日後にはVAS 3、140日後VAS 1と減少した。うつ状態も改善した。

13. 下肢の痛み

● 閉塞性動脈硬化症（arteriosclerotic obliteration：ASO）による痛み

　閉塞性動脈硬化症は、足の動脈硬化が進んで血流が悪くなり、長時間歩くと、しびれ、痛み、冷たさを感じて歩行困難を来たす疾患である。近年生活習慣病の増加とともに急増している。患者は、脳や心臓の血管の動脈硬化も進んでいることが多く、予後は不良である。治療法に決め手はないので漢方薬治療は選択肢の一つである。
　病態が、動脈硬化、血流障害なので漢方医学的には血流うっ滞（瘀血）があるとみなす。一般に桂枝茯苓丸、便秘があれば桃核承気湯、通導散など瘀血を解除する薬剤（駆瘀血剤）が使われる。桂枝茯苓丸などで無効なときは中国で脳血管障害時に頻用される、気の流れを強化（補気→一口メモ5　12頁参照）して活血通絡効果（腰の痛みの項45頁参照）のある補陽還五湯や、水蛭、䗪虫など動物性駆瘀血、活血薬からなる抵当湯を十分量服用すると奏効することがある。一般に駆瘀血、

活血作用は動物性薬物のほうが、植物性薬物より強いので保険適応の上記のエキス剤が無効なときは抵当湯を使う。ただし、下痢しやすいので注意が必要である。

冷えを訴えるときは症状に応じて八味地黄丸など補腎陽薬を併用する（腰の痛みの項45頁参照）。また、冷えを訴えなくても症状自体が老化現象なので腎虚とみなし、補腎陽薬を併用すると下肢がぬくもり血流が回復するため、鎮痛効果が現れると考えられる。

補陽還五湯中の当帰、川芎、赤芍薬、桃仁、紅花などが駆瘀血・活血し、地竜が経絡の流れを良くする（通絡）。さらに、黄耆が補気して全身の気血の流れを改善する。

薬物療法も大切であるが、歩行運動を続けて側副血行路を発達させる努力をすることも重要である。著者は「閉塞性動脈硬化症治療のキーワードは"瘀血を除いて血流回復"、"温めて補気して血流改善"」と考えている。漢方薬は服用量が少ないと所定の効果が得られないから、十分量服用することが大切である。

症例1　多発性脳梗塞を伴うASO

72歳男性。多発性脳梗塞、頸椎ヘルニアの既往がある。62歳の頃から、長時間歩くと両足が痛んでいた。最初は下腿から始まり大腿部にも及び、休まない限り痛み続ける。毎日家人に運転してもらい往復3〜4時間かけて仕事場に通っていた。以前から運動不足であった。知人が同様の症状で歩行困難となり手術をしたが無効であったため、漢方治療を希望して某年8月初旬に受診した。

補中益気湯加減方を服用して以来、顔色が良くなり食欲も進み、足背動脈圧も正常範囲であったが歩行時足痛は改善しなかった。8ヶ月後、さらなる改善が見られないため、補気活血通絡を目的に補陽還五湯の投与を開始した。腹満感など胃腸障害が見られたので常用量の1/3の量に減量して、補中益気湯加減方との併用を続けた。毎日休み休みであるが30分歩くことを日課とし始めて1ヶ月経っても足痛はやや改善という程度であった。しかし、漢方薬を中止すると体調が悪くなるので同処方服用を継続した。服用開始1年8ヶ月後の翌年6月初旬の受診時、相変わらず足痛があるので、気虚血瘀、腎陽虚と考え、八味地黄丸を追加投与したところ、1ヶ月目ごろから痛みが減少し始め、

その後 VAS 3 が続いた。

症例2 　胃腸虚弱、冷え性、ストレス多い人の ASO

　66歳男性。身長174cm、体重80kg。某年7月9日初診。7～8年前から、コンクリートの上を歩くと、膝下に痺れ痛みを感じていた。夜中、右太腿表面がぴりぴりしたり、痺れる感じがあった。起座時、腰痛を感じ、膝にだるさや脱力感を感じることが多かった。本人が計測して、400歩以上歩くと足の痺れや痛みを来たすと言う。

　昨年は寒い時期、坐骨神経痛に悩まされた。胃腸虚弱でお腹が冷えると下痢しやすいので、毎日カイロで温めている。皮下出血しやすい（囲み記事参照）。夜中に尿意を催してトイレに起きる。1日の尿回数10回、神経性腹痛や胃酸過多症がある。寝汗をかく。寝が浅くよく夢をみる。空腹感を感じない。運動不足である。時々顔面が火照り、空咳がでる。父親は足の壊疽があった。胃腸や「腎」に冷えがあり神経を使うと下痢になりやすい肝脾不和の状態がみられる（一口メモ21　52頁参照）。

　肝脾不和に対し小柴胡湯、活血・駆瘀血を目標に牛膝、田七、補陽還五湯、温腎を目的に八味地黄丸を処方した。1包中、小柴胡湯1g、八味丸1.5 g、牛膝エキス（八郎製薬）0.3g、田七0.3g（1包中）を毎日2包服用。加えて、補陽還五湯の煎薬を常用量の3分の2服用した。

　服用開始4ヶ月後、痛みはかなり減少した。時折軽度しびれ感を来たす。同処方を継続して、漢方薬開始8.5ヶ月後、普通の道を歩くときは無症状だが硬いところを歩くと少し痛いと話した。同じ処方継続1年半後には完治したが、さらに2年継続して廃薬したが再発はない。

脾虚になると皮下出血しやすい

　胃腸の弱い人（脾虚）は、栄養状態が悪く、筋肉の状態も良くない。そのような人は血管壁自体ももろく、止血因子なども不足気味となり出血しやすくなる。

> **腓返り（こむらがえり）**
>
> こむらがえりに芍薬甘草湯や芍薬甘草湯加附子が効くのは知られているが、45℃くらいの湯につけても速やかに楽になる。

一口メモ 21

肝脾不和とは、緊張したり神経を使ったりするとお腹が痛くなったり、下痢になったりすること。

14. 癌に伴う痛み

　癌手術後も、色々な部位に痛みを感じることが多い。ひどい痛みにはモルヒネを投与する。往々にして腹水がたまったり、発熱があったりする。癌に伴う痛みに対する鎮痛処方を中医師である陸希氏（神戸中医学研究会員、四川省中医薬研究院・臨床医学研究所）から教示され、実際に使用すると鎮痛効果があることを数例で確認した。
　乳香、没薬、田七、蒲黄末、五霊脂を粉砕器で粉末にし、それぞれの等量を混合し、それを1回1.5g1日3〜6回状況に応じて投与している。乳香・没薬・田七、蒲黄・五霊脂は瘀血をとり痛みを除くものと考えられる。この処方は癌で痛みのある場合に投与すると、一時的にでも改善が見られる。恐らく癌というのは完璧な瘀血であるから、瘀血による痛みが減少するからと考えている。

症例 1　骨転移を伴う末期乳癌の胸腹部激痛に漢方薬が奏効

　60歳女性。某年5月2日初診。1年7ヶ月前に末期乳癌で全摘した。現代医学的諸治療を受けたが半年前に再発し、腰痛、脇腹部痛が始まり、精査の結果骨

転移が見つかり入院治療した。1週間前の検査で肝臓に3個の転移が見つかった。腹水がたまり胸腹部激痛に苦しむ。毎晩発熱する。上記鎮痛処方（乳香、没薬、田七、蒲黄末、五霊脂）を投与したところ、直ぐに痛みが減少し始め数日で消失した。3ヶ月後に新たな転移が見つかるとともに痛みも再発した。しかし鎮痛処方を服用した方が痛みが軽減するので服用し続けた。

15. 現代医学で治療法のない痛み

　現代医学でも、なかなか治りにくい痛みをしばしば経験する。特に現代医学で難病指定疾患と名の付くものは、漢方治療を試して治ることがあるので、一度は試せば良いと、個人的には感じている。また、どのような現代医学的な病名が付いていようと、漢方的に病態を分析し、処方を選べば治療の道は開けると考えている。さらに、漢方薬で治療を進めてエキス剤が駄目なときは、煎じ薬の処方を選ぶ。とにかく、主治医と、患者が諦めず飽くなき努力を続けるという、二者の共同作業が成功、つまり病態改善または、QOL改善に導く。そのためには、患者の病状の正確な把握が欠かせない。医師が考えた病態を患者に確認して治療効果を確認しながら治療を進める。

　次の症例も、よく用いられている保険エキス剤で治癒した例である。これは現代医学の主治医が悪いのでもなく、私が名医でもなく、現代医学と漢方医学の治療体系が異なるからである。現代医学で治療法がない、副作用で苦しむ患者さんは是非漢方治療を試して頂きたいと祈念する。

症例 1　みぞおち背中の2年半続く難治性鈍痛

　66歳女性。胆石、慢性胆嚢炎があるため64歳時手術をした。胆嚢壁に癌細胞が存在した。手術後腫瘍マーカーが低下して正常化した。しかし、胃もたれ、胸焼けとともに、背中からみぞおちにかけての鈍痛が2年半続いている。消化器専門の複数の専門医にかかって精査するも、原因不明で、治療薬は副作用があるた

めすべて中止された。

　物の味もなく、少しでも変わった物を食べると、もたれ、ゲップ、鈍痛で著しくQOL が低下している。医師からも原因不明と言われ、なすすべなく当院を受診した。安中散単独1ヶ月服用で胸焼けが格段に改善した（囲み記事参照）。その後は、半夏瀉心湯と加味平胃散を併用して3ヶ月目には、かなり症状が改善し、4ヶ月後には服薬していれば無症状となった。8ヶ月後には服薬を中止した。

安中散も痛みに効果あり

　安中散は、熱が原因で起こる痛み以外ならほぼどのような痛みにも有効である。特に冷えで悪化する痛みには良く効く。

症例2　現代医学で難治の右顔面の激痛

　66歳女性。痩せて中背。過労が続くうちに右顔面の激痛が始まった。1週間、近医で治療を受けたが治らず当院を受診した。精査のための大病院受診を薦めたが、患者の強い希望により、まず当院で漢方薬治療を行った。

　肩が凝る、寒がるのを目標に、温めて鎮痛作用のある安中散と葛根湯を一度に2倍量投与した。5分経過後から痛みが薄らぎ、15分後には完全に消失した。1週間服薬して中止したが再発はなかった。

📕 参考図書

書籍

- 森雄材編著：漢方・中医学臨床マニュアル．医歯薬出版，2004
- 神戸中医学研究会編著：中医臨床のための方剤学．医歯薬出版，1992
- 神戸中医学研究会編著：中医臨床のための中薬学．医歯薬出版，1992
- 高 金亮主編（中医基本用語辞典翻訳委員会訳）：中医基本用語辞典．東洋学術出版，2006
- 安井廣迪著：医学生のための漢方医学【基礎篇】．東洋学術出版，2008
- 高橋楊子著：CD-ROMでマスターする 舌診の基礎．東洋学術出版，2007
- 神戸中医学研究会編著：基礎中医学．燎原，1995
- 神戸中医学研究会編著：症状による「中医診断と治療」．燎原，1987
- 成都中医学院・中医研究院・広東中医学院編：中国漢方医語辞典．中国漢方，1980
- 神戸中医学研究会編著：中医学入門（第2版）．医歯薬出版，1999
- 矢数道明（改編）：漢方診療医典（第6版）．南山堂，2001

雑誌

- 松本一男：東洋堂経験余話－慢性関節リウマチに温清飲．難病の人の感冒に補中益気湯加附子．漢方の臨床53（12）：2073-2075，2006
- 松本一男：東洋堂経験余話－感冒に桂枝去芍薬湯．肝機能障害，高脂血症，寝汗に小柴胡湯合桂枝茯苓丸料投与の有効例．漢方の臨床53（4）：627-630，2006

第3部

ペインクリニックにおける漢方治療

平田 道彦 編著

1. 頭痛

　頭痛の原因は幅広い。漢方的にも「気・血・水」それぞれが原因の一部あるいは全体をなし、複雑に絡み合って頭痛を発症していることが多い。しかし「気・血・水」弁証もさることながら、西洋医学的な知見が参考になる場合もあり、治療には東西医学双方の綜合が重要と考えられる。

1) 大後頭三叉神経症候群 (GOTS)

　GOTS (Great Occipital Trigeminal Syndrome) は後頭、側頭、眼窩部に痛みが存在する症候群である。原因の一つに上位頸椎の障害が考えられており、上位頸神経が大後頭神経に分枝するとともに、三叉神経脊髄路核に投射するため、同側の後頭部から眼窩にかけての痛みが発生すると説明される。三叉神経領域の痛みは眼神経領域のことが多いが、上顎神経、下顎神経領域に及ぶこともある。
　西洋医学的ペインクリニックでは大後頭神経ブロック、星状神経節ブロック、頸椎椎間関節ブロックなどが行われ、著効を示すこともある。しかし、原因療法にはなかなか至らず、治療に難渋することも多い。
　この症候群の一部は外傷や頸椎に対する過重な負担、あるいは加齢などの原因

で起きる頸椎の関節症が本態であり、神経をターゲットにするよりは関節、特に頸椎の椎間関節を目標にする方がより原因療法に近いであろう。漢方においても、そのような弁証に立って治療を組み立てると鎮痛につながることが多い。

症例 1　交通事故後の頸椎症によるGOTS

　35歳男性。1ヶ月前に交通事故にあい、肩や背中の打撲で整形外科に入院中である。頭部外傷はなかったが、受傷後1週間ほどして、頭頂部の感覚がおかしいことに気づいた。触っても自分の頭ではないようで、それは後頭部の方に広がってきた。さらにしばらくすると、後頭部、頭頂部、顔の上の方に痛みが出てきて、寝ていてもその痛みのために覚醒するほどになった。心配して頭部の精査を行ったが頭蓋内に異状はなく、NSAIDs（非ステロイド性消炎鎮痛剤）を服用して寝ているだけで、まったく治癒傾向がない。最近は食欲もなくなり、ペインクリニック的になんとかならないかということで紹介となった。

　経過と症候から、外傷性のGOTSは疑いないところである。頸髄神経の根性痛はなく、側頸部に強い圧痛があり、外傷の主座は頸椎の椎間関節であると思われた。

　漢方的な診察では、脈は沈弦（一口メモ1参照）。舌は中央後部にやや乾いた濃い色調の黄苔があり、腹診では両側の胸脇苦満（一口メモ2参照）と腹直筋の緊張が著明で、治打撲一方の圧痛（一口メモ3参照）が認められた。

　四逆散の腹証そのものであるが、なかなか治らないうえに、原因が不明とされて、心的なストレスが強く患者をさいなんでいた結果の肝気鬱結（一口メモ4参照）であろう。

　治打撲一方合四逆散として、治療を開始した。1週間後、「眼の奥の痛みは消えた。頭の方もなんだかいい感じ」。同方を都合4週間継服してもらい、痛みは拭うように消えた。

　この疼痛をGOTSに対する西洋医学的な知見を知らずに漢方的な弁証だけで、果たして治打撲一方の使用に行きつくかどうか疑問である。四逆散は腹証から適応されるであろうが、関節障害であるという認識がこの症例の場合きわめて重要であったと思われる。

一口メモ 1

　脈が沈弦とは、橈骨動脈が皮膚のすぐ下には触れないで、少し深く押していって触れだす脈が沈脈、その上、弓の弦を触れるように緊張が強い脈を弦脈と言う。ストレッシブな状態になっている時に現れやすい。

一口メモ 2

胸脇苦満

　肋骨弓のすぐ下の触診上の緊張具合を見て、強ければ胸脇苦満が強いだの、顕著だのと表現する。弱ければ、わずかに認められるとか、微弱だとか、と言われる。肋骨弓のすぐ下に親指をあてがい、胸腔の方に差し入れていって判断するわけだが、これも診察者によって評価と表現にずいぶん差があり、客観的な診断指標とは言い難いところがある。

一口メモ 3

臍傍1、2横指の圧痛点

　これは高木嘉子先生が報告された治打撲一方の圧痛点である。確かに打撲や捻挫といった治打撲一方が使用されるような症候ではよく出現し、症候が消えるに伴って、消退する。報告では臍の右に出現するとされるが、経験上左右どちらにも出現し、両側のこともある。

一口メモ 4

肝気鬱結とは、肝の機能が失調して気の流れが停滞した状態で、様々なストレスで気が晴れ晴れとしない状態。

　この症候群のような頸椎症に原因する頭痛は案外多く、**MRI**などの画像的な検査によらなくても、側頸部に圧痛があったり、振り向く動作で増悪するなど

の特徴がある場合、治打撲一方をはじめとする駆瘀血剤を念頭に置いて治療するとよい。

次の症例は外傷の既往はなかったが、長時間の会議でうつむく姿勢を続けたことで発症した急性の頚椎症が頭痛の原因であったと考えられる。

症例2　首への負担が原因の頭痛、こめかみ、眼の奥の痛み

　53歳女性。左右両側の後頭から側頭痛、こめかみ、眼の奥が痛いと言って来院した。訊けば退屈な会議が最近多く、うつむくばかりで首に負担がかかっていたとのことで、首を左右に振ると頭痛が起きると訴えた。

　側頚部に圧痛があり、腹診上、胸脇苦満と治打撲一方の圧痛が両側に明瞭であった。病歴と腹診所見から頚椎の異常とともに、ストレス過多は明らかであり、疎肝解鬱（一口メモ5参照）を図りながら、関節の異常に対処する必要があった。そこで、治打撲一方と加味逍遙散を合方して用いた。加えて、より早く効果をあげたいという医師の願望から川芎茶調散を1服だけ兼用した。7日後「頭痛はなくなりましたね。まだ、すこし首と肩が痛い」と効果は歴然で、同方を継続して14日で終了した。

一口メモ 5

　疎肝解鬱とは、前記の肝気鬱結の治療法。気の停滞を解除して巡らせる。

　この2症例のように、頚椎症性の頭痛には漢方治療が実によく奏効する。NSAIDsは頓用として処方したりもするが、漢方治療を受けている患者が使用することは少ない。

❖　❖　❖

　頭痛にも「冷え」が関与することがある。次の症例はいわゆる「疝痛」で、当帰

四逆加呉茱萸生姜湯が劇的に効いたものである。

症例3　冷えによる頭痛

　50歳女性。外傷性頸椎症、自律神経失調症で漢方治療中の患者である。ある日の夕刻、外来に電話をかけてきて、「頭が痛くてたまらないのでなんとかしてほしい。」という訴えであった。ほどなく飛び込んできた患者は、ものも言わずに診察台に横になり、こめかみを押さえたまま、あまりしゃべろうともしない。

　血圧が150／86mmHgとやや高めではあったが、吐き気はなく、頸部硬直などもなく、クモ膜下出血ではなさそうだと判断した。脈を取るために手を取ると、手指は氷のように冷たく、色も悪く、いかにも循環が悪そうである。脈は橈骨動脈がどこにあるかすぐにはわからないほどに細く、触れにくい状態であった。

　この脈状と非常に強い頭痛ということから、当帰四逆加呉茱萸生姜湯エキス剤を1服お湯に溶いてその場で服用してもらった。

　花輪壽彦先生の著書『漢方のレッスン』には当帰四逆加呉茱萸生姜湯が数分で効いた例が紹介されているが、私はこの患者に果たして何分くらいで効くか、密かに測っていた。カルテを書きながら待つこと8分、患者はのそのそと起き上がり、診察室の椅子に腰かけてキョトンとした表情である。あまりに劇的に頭痛が取れて驚いたとのこと。あと3日分の処方で帰宅してもらった。幸い再発はなかった。

　これは大塚敬節先生の疝気症候群に類する頭痛であったと考える。何らかの原因で「冷え」が入り込み、激烈な頭痛を誘発したのであろう。当帰四逆加呉茱萸生姜湯は脈がきわめて触れにくいことが多い。手指も血液の循環が悪く、冷たく、色調が悪いこと場合が多い。ASO（閉塞性動脈硬化症）による足の痛みに、脈状と四肢の循環不全を目標に、当帰四逆加呉茱萸生姜湯を使用して短期間で除痛したことがある。当帰四逆加呉茱萸生姜湯は腹痛や腰痛ばかりではなく、「冷え」が関与する様々な部位の痛みに用いることができる方剤である。

❖　　❖　　❖

　「気」の異常もまた頭痛の原因になる。西洋医学的には精神的な要因が絡むと

されて、精神安定剤や抗不安薬が処方されがちな頭痛であるが、漢方的にはそれぞれの症例の「気」の異常を是正する方向で対処すれば、比較的短期間で除痛できる。

症例4　気の異常から起こる頭痛

　73歳男性。とにかく後ろ頭が痛い。脳神経外科で診てもらったら、頭蓋内に異状はなく、肩凝りからだろうと言われて、入院して1週間点滴をした。それでもまったく痛みは変わらず、人づてに聞いてペインクリニックを受診したとのことである。

　「とにかく後ろ頭が痛い。何も悪いこともしていないのに痛い。治らない。入院も点滴もしたのに」ということを繰り返し、うつむき加減につぶやくように訴えられる。

　その様子が「気」の異常の存在を十分に知らせてくれた。脈は沈実。舌は乾いていて、薄い黄苔がある。腹診ではしっかりした胸脇苦満が認められ、大動脈の拍動が臍の横から心下までしっかりと触れた。

　これらの所見は柴胡加竜骨牡蛎湯を示している。便秘がちとのことなので、これに加えて昼に一回だけ大柴胡湯を兼用した。1週間後、「良くなった。毎晩悪夢を見ていたが、それもない。便秘も調子がいい」と顔を輝かせて元気な声で話す患者はまるで別人のようであった。鬱塞していた「気」があまりに急激に疎通し、上気しすぎて顔色が赤くなってしまったほどであった。悪夢のことなど初診時には話してもいなかったが、これを聞いていればますます柴胡加竜骨牡蛎湯であった。「気」が上りすぎたようなので、大柴胡湯を三黄瀉心湯に変方し、柴胡加竜骨牡蛎湯と兼用しながら都合3週間の治療で終了した。

　その後数年を経て再来はなく、おそらく再発はないのであろう。何がこの老人の「気」を鬱塞させていたのかは不明であるが、彼にとって柴胡加竜骨牡蛎湯に出会うと出会わないとでは雲泥の差であったであろう。

❖　❖　❖

　腎の衰えた病態である腎虚も頭痛の種になる。老人が「頭痛がなかなか治らな

い。」と言ってきたら、腎虚を念頭に置く必要がある。

症例5　不眠と頭痛に八味地黄丸が奏効

　84歳男性。やせた老人。10年以上不眠傾向である。ここ5〜6年、よけいに眠れない。ハルシオン®とデパス®を手放せない。夜間小便は1、2回。多い日は3、4回。腰や肩が痛い。足がむずむずして冷たい感じが強い。夜になると必ず頭が痛くなる。セデス®をずっと飲んでいる。大便が固くなって出にくい。糖尿病を治療中。

　脈は浮沈中間で実。腹証で下腹部正中の緊張が極端に弱く、いわゆる小腹不仁（一口メモ6参照）の所見であった。八味地黄丸エキス剤を1日3回で処方した。1週間後「ずいぶん良くなった。デパス®不要。頭痛はなくなった。小便は昨晩1回だった」

　あまりにあっさり治ったので拍子抜けするほどであるが、漢方薬が効く時はこのようなもので、治療者側がいぶかることすらある。それにしてもデパス®まで不要になるほどの効果には驚かされる。不眠症などでデパス®を常用している患者からこの薬を切ることはきわめて困難であるが、漢方治療の畏効と言うべきであろうか。

❖　❖　❖

　頭痛とまではいかないが、「頭にものがかぶさった感じ」、いわゆる頭帽感を訴えてくる患者にもしばしば出会う。次の症例は老人の頭帽感の症例である。

一口メモ 6

小腹不仁とは、臍下数センチの正中部の腹壁の緊張が弱い状態で、腎虚を示唆する。

症例6　眠たい。頭に鍋をかぶったようだ

　77歳男性。1年前に頭の中で何かが鳴っている感じが始まり、脳神経外科で精査を受けたが異常なしと言われた。以来、頭に鍋かなにかをかぶっているような感じが取れない。軽い痛みもある。異常に肩が凝る。右の肩だけで腕の方まで時折痛い。物忘れが激しく、嫌になる。昼間から寝てばかり。そのくせ夜は眠られないので、眠剤を飲んでいる。血圧が高いと言われてアダラートCR®、バイアスピリン®を内服している。

　血圧は初診外来で186/88 mmHg、脈拍は90/分。身長162 cm、体重52 kg、とやせ型である。脈は緩脈で、舌は無苔である。腹診上、強い胸脇苦満と心下痞（一口メモ7参照）を認め、小腹不仁が著明であった。血液検査ではクレアチニンが1.22 mg/dLとやや上昇していた。便秘はない。

　肩凝り、高血圧、胸脇苦満を参考に大柴胡湯。それに頭鳴を伴う高血圧なので釣藤散を合方した。（大柴胡湯5 g、釣藤散5 g、分2、朝夜食前）

　1週間後「頭にものがかぶさった感じが半分になった。軽い頭痛があったがまったくない。右の肩凝りは朝方あるが、それも軽くなり、腕まで痛むことはなくなった。血圧146/74 mmHgと低下。前方に加えて、八味地黄丸を兼用した。（八味地黄丸2.5 g、分1、早朝）2週間後「頭の変な感じはまったくと言っていいほどなくなった。少し頭頂部が重たいかな、と言うくらい。肩凝りはまったくない。なにより昼間の眠たさがなくなって、昼寝をしなくなった」という。この時、血圧130/66 mmHg。同方継続中。

　釣藤散は脳内循環の改善作用があると言われているが、高血圧に頭痛や頭重などの症状が伴う場合に使うと良いようである。大柴胡湯を併用して、胸脇の緊張を取り、上下の「気」を疎通させたことも即効につながったのであろう。

一口メモ 7

　心下痞とは、腹診の際に心下部を按圧して「痞える」感じがする場合を言う。

症例7　2年間治らない頭痛

　74歳男性。大柄の体格の良い老人である。2年前から頭痛が止まない。朝方が多い。夕方から夜は少ない。寝ていて起きることはない。ずきずきするような痛みが頭のあちこちに来る。吐き気は伴わない。

　脳外科でCTを撮ったが異常なしと言われた。脳循環改善剤とパキシル®を処方されているがまったく頭痛には効かない。血圧は高いと言われているが治療はしていない。

　脈は沈実。腹診でははっきりとした胸脇苦満、心下痞が認められた。

　大柴胡湯合釣藤散とし、パキシル®は中止とした。1週間後「頭痛はずいぶん良くなりました。2年間何を飲んでも良くならなかったのに嬉しいことです。肩凝りはまったくなくなりました。大黄甘草湯は1日1回で、通じがあります。ちょっとしたことで、いろいろモヤモヤ考えてしまう傾向があります」。

　大黄甘草湯のことは聞いていなかったので、あわてて尋ねると、ずいぶん長く便秘の薬として1日3回飲んでいたとのことである。血圧160/88mmHgで、1週間前の初診時のカリウムは3.4mEq/dLであった。大黄甘草湯は中止してもらい、甘草を除いた煎薬に転じた。

❖　　❖　　❖

　呉茱萸湯は片頭痛の特効薬のように認識されているが、すでに様々な成書に述べられている参考にすべき使用目標がある。曰く、ひどい頭痛で起きられないほどの痛みであること。胸が詰まったように感じられ、身体の上半身に「水」が貯留しやすい印象である。肩凝り、上胸部の痛みなどを伴うことが多い、などである。

　75頁に掲載した「症例11　左肩の痛み」は主訴が頭痛ではなかったが、呉茱萸湯が効を奏しており、呉茱萸湯の使用を考える上で参考になる。

症例8　1年半、悩んでいる頭痛

　22歳女性。1年半前から、頭痛がひどい。頭の後ろが急にズキーン、キューンという感じで痛くなってくる。発作は1週間に2回程度である。横になったらお

さまってくる。吐き気はなく、前触れもない。肩凝りは常にある。胸が詰まったような感じがする。朝が弱くて起きられない。ここ数日、乾いた咳が止まらない。やせた感じで、顔色がさえないのは、最近ひいた風邪が残っているせいだろうか。脈は沈、弱。手はそれほど冷たくない。舌は薄い黄苔があり、舌裏の静脈はほとんど見えない。腹は軽度の胸脇苦満。振水音なし。

　咳については、あまり連続的ではなく、時折ケホケホといった乾咳であることを確認して滋陰至宝湯を用いた。頭痛については肩凝り、胸の詰まった感じを参考に呉茱萸湯を選択し、両方の兼用とした。1週間後「とても楽になった。咳もずいぶん減った」。舌の黄苔が取れている。呉茱萸湯のみとして継続した。2週間後「もう頭痛はまったくしない」となり、この後3週間の継服で廃薬とした。その後も頭痛では来院しない。

2. 頸・肩・上肢痛

　頸・肩・上肢の痛みも腰下肢痛と同様、漢方的には「気・血・水」の異常をよく判別して方剤を適当させることが原則である。しかし、若干使用される方剤が異なる。
　局所の状態だけに働きかけて西洋医学的に漢方薬を使用してうまくいく場合もあるが、長引いて治りにくくなった症例の場合、漢方的にはあくまで局所に捉われず、心身全体の証候を視野に入れながら治療を展開することは、漢方による疼痛治療一般に共通する原則である。

　まずは、よく経験する腱鞘炎の症例を紹介する。

症例 1　産後のデュケルバン腱鞘炎

　36歳女性。半年前に第2子を出産した。最近右の親指の付け根が痛い。第1子の時にも同じ症状があり。整形外科で腱鞘炎と診断され局所麻酔薬とステロイ

ドを数回注射されたが、すっきり治らなかった。今回は母乳で育てていることもあり、ステロイドなど使わずに治したい。非常に元気な感じのするお母さんである。いわゆるデュケルバン腱鞘炎で、安静が一番であろうが、子育て中ではなかなかそうもいかない。そこで漢方であるが、元気な感じの人の腱鞘炎は桂枝茯苓丸と五苓散の合方がよく効く。局所は腱鞘の浮腫と静脈系のうっ滞があることは容易に想像され、全身的にも多少の瘀血はほとんどの授乳婦で認められる。彼女にも桂枝茯苓丸と五苓散を合方で処方したところ、3日ですっきり痛みがなくなった。前にも他のことで漢方治療を受けた経験があるそうだが、これほどすぐには効かなかった、と感激して話してくれた。

　中間証から実証のデュケルバン腱鞘炎は桂枝茯苓丸と五苓散の合方で開始し、1週間で効かなかったら、何か隠れた「気」の異常があるか、あるいは見えにくい「冷え」が絡むのか、と考えなおせばよい。局所に熱感があるようなら石膏を加味するか、越婢加朮附湯を合方する。
　虚証の患者で熱感がないようなら、当帰芍薬散に桂枝加朮附湯を合方して「冷え」に配慮して治療を始めることが多い。

　しかし、次の症例のように長い病悩期間を経た症例には最初から「気」への配慮が必要となる。

症例2　両側のデュケルバン腱鞘炎

　37歳男性。病院勤務の薬剤師。中肉中背の体格の良いスポーツマンタイプである。ボートの練習をしすぎて、両側のデュケルバン腱鞘炎になった。勤務する病院の整形外科でリドカインとステロイドの局注を半年間受けたが一向に改善しない、と多少憤りを秘めた訴えである。両方の手首にはサポーターが巻かれ大事にしている様子である。局所はわずかに腫れているが熱感はない。腹証をみると、強い胸脇苦満と腹部大動脈の動悸が心下まではっきりと触れ、腹証は柴胡加竜骨牡蛎湯の証である。舌は舌裏静脈が怒張して見え、全身的にも瘀血の症がある。そこで柴胡加竜骨牡蛎湯合桂枝茯苓丸を処方した。1週間後「かなりいい感じに

なってきた。こういうことはなかった」と期待が持てる様子である。同方を継続し、都合4週間で廃薬となった。

　「気」の異常を察知しても、どの方剤を使ってその「気」の異常に対処するかは、漢方治療の要所の一つである。この場合は怒りと焦りを秘めた患者の心理状態と腹証がともに柴胡加竜骨牡蛎湯を示唆していた。腰下肢痛の項の柴胡加竜骨牡蛎湯証も参照されたい。

❖　　❖　　❖

　関節の炎症を伴った痛みは手ごわいことがある。特に関節リウマチを否定されているにもかかわらず、関節リウマチのように関節が変形して痛む場合、西洋医学的にはNSAIDsと湿布程度の治療となる。患者は延々と痛み止めを服用し続け、それでも楽にならず、痛みに耐え続けている場合が往々にしてある。次に示す症例はその典型例である。

症例3　10年間の指の痛み

　57歳女性。教師。両方の手指が腫れて痛い。特に第4指は第2関節が2倍程度に腫れ、関節の変形を伴っている。職業上キーボードを打つことが多く、多忙な時期は激痛に耐えながら仕事をしている。そのような時期は安静にしていても、ずきずきと痛み、痛み止めを飲んでもそれほど効かない。関節リウマチは否定され、整形外科から湿布とビタミン剤、痛いときにはNSAIDsを頓服として処方されていた。

　やせて、生真面目そうな印象である。入浴中は多少痛みが楽になるということから、「冷え」が関与すると思われた。また、腹証で軽度の胸脇苦満を認め、腹直筋は軽度緊張しており、舌では赤い舌尖が認められた。10年という長い病悩歴から肝気鬱結の状態であることは、疑いのないところと診て、加味逍遥散と冷えた関節の腫れと痛みに対処するために桂枝加朮附湯を兼用した。

　2週間後「なんだかいい感じです。痛み止めは一回使っただけです。腫れも少し減ったみたい。」と効果は歴然であった。同方継続として、以後漸減して3ヶ月

間治療したところ安静時に痛みはまったくなくなり、仕事中の痛みもさほどではなくなった。第2関節のしわが見えるようになり、軟部組織の腫脹は軽減したが、関節の変形はそのまま残っている。

　関節が腫れて痛く、冷えると悪い、という場合に桂枝加朮附湯は実に良い効果を示すが、現代はストレス社会であり、その関節の持ち主はストレス過多になっていることが多く、いわゆる肝気に障っていることを忘れてはならない。診察によってその「気」の異常を察知して適切にそれに対処することが重要となる。

　次の症例は、育児時の手首の腱鞘炎だが、整形外科で手術の適応と言われて手術日まで決まったが、漢方治療のうわさを聞いて来院された症例である。

症例4　手首、手背の痛み

　26歳女性。半年前に出産。最近、子供を抱いていると、右の手背から手首が痛くてたまらなくなった。整形外科で「非常に珍しい腱鞘炎だ。ぜひ手術させてくれ」と言われて手術日まで決まった。友人から「漢方で治るらしい」と聞いて手術を一時延期して来院された。

　やせ形の女性。痛む部位からデュケルバン腱鞘炎ではない。手を開くときに痛みがひどい。入浴中は少し軽く感じる。脈は沈細、腹診で軽い胸脇苦満を認めた。入浴で緩和する痛みなので、「冷え」が関与すると診て、桂枝加朮附湯を選択した。育児と言うストレスを抱えていることも考え、加味逍遥散を兼用した。1週間後「痛みは半分ぐらいになりました」。さらに1週間後「ほとんど自由に使っています」。その後、2週間で廃薬とした、再発はない。

　虚証から中間症の患者で冷えて、腫れて、痛い、は桂枝加朮附湯のことが多いが、この患者のようにストレスが関係していることは実に多い。そこを見逃さないようにしなければ痛みに対して漢方薬は効きにくい。

　それにしても「珍しいから手術させてくれ」とは何事であろうか。患者の言がそのままではないだろうが、そのように受け取られる発言が患者の「気」を鬱塞させることになるのである。もって他山の石としたい。

次の症例は、外傷後の頸椎症で西洋医学的にはほとんど手詰まりとされていたものである。頸髄の損傷については治療困難と思われるが、だからといってその痛みやしびれのすべてが頸髄由来というわけではない。治癒に向かわしめることができる部分には治療を試みるべきである。

症例 5　外傷後の頸肩腕症候群

　68歳女性。2年半前、1.5メートルの高さから川に落ちた。頭から落ちて、頭の中が真っ白になった。左側頭部の外血腫で4週間入院。後頸部、側頸部が寝ていても痛くなる。肩や腕までしびれたようになって痛い。半年前から、足が地に着かない感じで歩きにくい。歩いていると、30分ほどして足が痛くなってくる。いろいろ病院に行って検査もしたがまったく治らない。14年前にうつ病の診断で抗不安薬、睡眠導入剤を服用中。

　初診時の所見としては、下肢の筋力がやや低下しており、自覚的にも左足のほうが前に出しにくく、外傷性の頸髄障害も考えられた。深部腱反射の亢進はなかった。内服治療のためか、現在は不眠傾向なく、便通も良好である。血圧118／64 mmHgと正常であった。

　脈は浮沈中間で実。舌診では無苔、紅舌。腹診では腹力中間、軽度の胸脇苦満、臍傍から心下まで大動脈の拍動を触れた。治打撲一方の圧痛点は認めなかった。側頸部の椎間関節上に圧痛が著明なことから、椎間関節の障害が主因の頸部痛と診た。そこで、外傷が契機の関節障害なので治打撲一方。後頸部の疼痛は生薬的に葛根の担当とみて葛根加朮附湯を考え、治打撲一方合葛根加朮附湯を処方した。葛根湯としないのは、長い病悩歴に対応して附子を加味したかったからである。

　1週間後「頭痛、頸部痛がぐっと減った。下肢の症状は不変」。3ヶ月で廃薬とした。この症例のように、治打撲一方の圧痛点は必発ではなく、経過と症状から治打撲一方を適用することも多い。結局、下肢の症状は取れず、やはり頸髄の損傷があるものと思われた。この症状を取りに行くなら、また別の手立て

を講じなければならないだろう。

❖　　❖　　❖

　頸椎症性神経根症は西洋医学的には神経根の炎症と浮腫を軽減させればいいわけで、神経ブロック療法が著効する場合も多い。しかし、漢方的に十分対処できる場合も少なくない。

症例6　頸椎症性神経根症

　70歳男性。身長150 cm、体重48 kg。右の親指が夜疼いて眠られない。C6の圧痛がある。舌に歯痕著明。朝しか薬を飲みたくないというので、二朮湯合桂枝加朮附湯をエキス剤で1包ずつ、朝食前に投与した。2週間後「1週間目ごろからずいぶん楽になって、今はたいしたことはありません。少し、だるいような変な感じがするくらいです」。朝食前の処方を二朮湯、桂枝加朮附湯、四物湯を1包ずつにした。だるいような感じもだんだん気にならなくなり、3週間で廃薬した。

　二朮湯は上記の症例のように神経根症にも使用でき、その際の目標は、舌の歯痕などの水毒証の潜在である。これに、いつごろ痛いか、どのようにすると痛いか、などの特徴から方剤を工夫するヒントを得る。この場合、夜間の疼痛なので、「冷え」か「瘀血」を考える。この症例では瘀血証はうかがえないので、夜間に体温が下がって痛みを誘発していると考え、附子を加えたのである。桂枝加朮附湯を合方すると、桂枝が加わりさらに温補作用が強まるとともに、朮が増えて利水効果も増強するので都合がいい。老人の頸椎症性神経根症にこの組み合わせが多くなる所以である。

　痛みが取れたあとに、だるさを訴えるのもよくある症候である。この場合、血虚と診て、四物湯を合方するとよく効く。普段の痛みは取れたが、歩くと痛くなる、だるくなる、などの症状に、四物湯、あるいは四物湯を含有した疎経活血湯などを併用するのもよい。

次の症例は「気」の異常が痛みの要因のひとつであった頸椎症性神経根症である。

症例7　腕の付け根から指まで痛い。

　40歳女性。バリバリのキャリアウーマンである。10年前からむくみだした。産後30kg太った。現在90kg。背中や腰は疲れると痛くて、立っているのがつらい。2年前から、左の腕の付け根から外側にかけて疼きだした。薬指に抜ける痛みがある。

　見るからに満々と太っており、血圧も152／88mmHgとやや高い。C7の圧痛が認められ、MRIでも頸椎は生理的前彎が消失しており、C6／7の椎間板に突出がある。西洋医学的にはこの頸椎の変形が痛みの主因と考えられる。

　漢方的にみると、脈は沈実でしっかりと触れる。舌には歯痕が著明で、全身の印象と相応する水毒証である。腹診では典型的な防已黄耆湯の腹証で、胸脇苦満も著明に認められる。便秘はしない。クーラー大好き。暑がりで、汗かきであった。この患者は身体に余分な水がたまりやすく、末梢循環が悪いために、からだの中心部に熱がこもりやすい、と考えられた。末梢循環が悪いのは、肥満に加えて常に交感神経が少々興奮気味だからかもしれない。この交感神経の興奮を緩めないと、「水」も「血」も動かないだろう。

　そこで腹証から防已黄耆湯と四逆散を選択した。両者を合方して処方したところ、1週間後には「トイレが近くなった。朝の手のむくみが減った。足も軽くなった。手の痺れは少し減った。よく効いた感じがする」。同方を継続して、2週間後「腕の痛みは感じなくなった。足のむくみ、背中の痛みほとんどない。よく笑うようになった。もう少しやせたい」とほとんど解決した。

　「よく笑うようになった」とはまさに「気」が巡りだした証左であろう。「やせたい」などと痛みの患者が痛み以外の訴えを口にするようになれば、まず治療は成功である。

　もう一例、四逆散がキーの方剤になった肩の痛みを紹介する。柴胡剤は「肝気」を疎通させるといわれるが、現代社会のストレスはまさにこの肝気に障ってさま

ざまな症候を引き起こしていると痛感する。老若男女、ストレスに曝されずにすんでいる者はいないといって過言ではないだろう。

症例8　肩が痛い老人

　84歳女性。左肩の付け根が痛いと言って来院。1ヶ月前から肩を動かすと痛い。特に朝が悪い。挙上はできるが、完全に真上までは挙がらない。体格がよく、まだ畑仕事をしている元気な女性である。血圧は170／86 mmHg と高い。腕の皮膚が水っぽく、舌も歯痕が認められ、全体的に水毒傾向にある印象である。夏は汗かきだと言う。膝を痛めたことがあるが今は痛くない。右の中指が痛くなることがあるというので、頸椎の異常も頭に置く。

　腹診は予想通りの蝦蟇腹で、典型的な防已黄耆湯証である。防已黄耆湯で肩や腕の痛みが取れることもしばしばあるが、肩の付け根、とはっきり言われるから、二朮湯を選択し、附子末1gを加えて処方した。附子を加えたのは、朝が一番悪いというからで、朝にひどくなる痛みは睡眠中に体温が下がることが原因のことがあり、そこに留意したのである。

　1週間後「指が痛くなくなった」。同方を継続して2週間後「少し楽になったが、まだ痛い。ズボンの上げ下ろしはできるようになった」。非常に具体的に経過を表現してくださり、治療者としてはたとえ効いていなくても大助かりの患者である。VASをとると64／100で、血圧も150／82 mmHg と下がっており、確かにある程度の効果はあったものと思われた。

　そこで、腹証を取り直すと、軽度の胸脇苦満を認めたので、このような高齢の人にも何か肝気に障ることがあるのか、といぶかりながらも四逆散を合方した。四逆散合二朮湯、エキス剤で満量の合方である。2週間後「ぐっとよくなった。あとの薬を加えてから急に良くなった」。VASは2／100。腕もまっすぐ上がるようになり、その後5週間で廃薬とした。

　二朮湯加附子でずっと攻めればいいものを、とのご批判も多いところと思うが、このような症例を経験すると、「気」に配慮した治療が大事な時代だと思わざるを得ない。

　四逆散の腹証は両側の胸脇苦満と腹直筋の緊張がはっきりしており、「竹の字」

のような印象を与えると言われる。確かに典型例ではそのようであるが、それにあまりにこだわっては四逆散の使用は不自由になると思われる。

肝気鬱結の方剤は四逆散ばかりではない。有名な加味逍遥散も各種の痛みに伴う肝気鬱結に応用されることは、繰り返し述べてきた。肩と首の痛みの症例を紹介する。

症例9　頸、肩、肩甲部のにぶい痛み

73歳女性。現役のエステシャンである。「首や肩の痛みが取れないし、ガターっと力がなくなる。ペインクリニックを掲げているクリニックを2箇所回ったがどんどんひどくなる。鍼治療もしたがまったく効かない。入浴してもあまり変わらない。まだまだ仕事をして人助けをしたいのに、できないのが悔しくてたまらない。ここ1週間はじめて予約を断ってしまった。自分しかこの苦しみはわからない。」と、滔々と語った。血圧は210/70 mmHg（普段は130/40とのこと）一見一聞で「気」の鬱塞は明らかである。脈は沈実。舌は燥舌、舌裏静脈の怒張がみられる。腹診では中程度の胸脇苦満が認められた。舌尖もやや赤い。

加味逍遥散合桂枝茯苓丸加薏苡仁として1日3回服用してもらった。1週間後「風邪をひいた。歯がうずく。頭が痛い」と言う。肩や首はどうなったか訊くと「ずいぶん楽です」。血圧も156/76 mmHgと下がっていた。痛みを取ることがいかに重要か、あらためて知らされる思いであった。

加味逍遥散にも牡丹皮が配合され、駆瘀血作用を含有している。肝気を疎通させて、水毒と瘀血をさばき、心火を鎮めて精神の安定を図ると言う実によく考えられたこの方剤であるが、駆瘀血作用だけを見るとき、痛みの治療には若干弱い面がある。そこで瘀血の関与が大きいとみられる痛みの治療には駆瘀血作用をパワーアップするように方剤を組んで用いるべきなのである。

❖　　❖　　❖

今まで見てきたように、漢方による痛みの治療は「気・血・水」の偏在に細か

く対処する必要があるが、次の症例は「気・血・水」のすべてに偏在があったものである。

症例 10　8ヶ月間続く肩の痛み

　73歳女性。8ヶ月前から右肩・上肢が疼くようになった。整形外科で頸椎癒着と言われて、痛み止めを処方されたが改善しない。特に腕を下げると痛い。感覚障害はない。握力の低下はない。理学的検査では頸椎症性神経根症を疑わせる診察所見であった．両膝関節は人工膝関節置換術を受けている。夏になると、とても汗かきだと言う。下腿は浮腫様で、指圧痕が認められ、体型的にも水毒証は明らかである。舌は紫舌で瘀血が認められ、加えて長い病悩のためか、胸脇苦満が明らかで肝気鬱結の病態と思われた。肝気を払いつつ瘀血を去る目的で加味逍遙散をベースに引いて、全身の水毒証と頸椎の異常という局所の病態に対処するために、防已黄耆湯と治打撲一方の合方を兼用した。加えて長い病悩期間を考慮して、「久痛には附子を加うべし。（古い痛みには附子を加えなさい。）」の口訣に従って、附子末を少量加味した。(加味逍遙散5gを朝、夕食前。防已黄耆湯5g、治打撲一方5g、附子末1g加工を昼食前と眠前)

　経過としては，速やかに上肢痛は消退し、肩凝りも桂枝茯苓丸合大柴胡湯によって解決した。1年後の現在も防已黄耆湯と桂枝茯苓丸加薏苡仁を継服しているが、上肢痛の再発はない。

　この症例は整形外科的には頸椎の後方拡大術しかないと言われていたが、漢方治療のみで速やかに解決した。「気・血・水」の異常に適切に対処しえた結果であろう。

❖　　❖　　❖

　肩の痛みに呉茱萸湯が効くことがある。

症例 11　左肩の痛み

　76歳女性。左肩と心窩部の痛み（ときには嘔吐を伴っていた）が続くので、狭

心症の疑いで精査されたが異常はなかった。その精査の途中で、胆石症を指摘され左肩の痛みは放散痛の可能性もあるとして、腹腔鏡下胆嚢摘出術を受けた。ところが、術後も左肩の痛みは軽減せず、ペインクリニック外来に術後状態のまま紹介となった。血圧112/58 mmHg、脈拍72回/分、整。左肩の可動域に制限なし。痛む部位は左肩から、前胸部、心窩部で、ズーンとした感じの痛みが前胸部を上がってくる。吐いたこともある。痛いと冷や汗が出る。術後であるから当然かもしれないが、全体に疲れた感じで、舌は湿潤した白黄苔が認められた。歯痕を認めた。舌裏静脈が怒張している。声に元気がない。「今は痛くない。痛いと後頭部も変な感じがする。痛くなると、頭がボーっとして、ものも言えなくなる。以前は吐き気が伴うこともあった」。

指先がすこし冷たい。脈は弱、数。腹証は腹力弱、胸脇苦満が軽度あり、心下部を軽く叩くとぽちゃぽちゃと音がした（胃内停水、振水音）。「胸から肩、頭とせりあがってくるように痛みが来る」「痛いときは吐き気がする」「ぽちゃぽちゃ振水音がする」ことを参考に呉茱萸湯を投与した。1週間後「一回痛かったがすぐ治まったし、それ以外はまったく痛みが来なかった。胸のズーンとした感じもまったくない」。その後2週間の服用で、廃薬した。

胆石の手術は、それはそれで意味のあることであったが、肩の痛みについては手術の意味はなかった。これは呉茱萸湯の痛みであった。すなわち、上半身に「水」が貯留するために胸の充満感、肩の痛み、後頭部の違和感、吐き気が起きていたのである。呉茱萸湯であっさりと水飲が去り、肩の痛みは消えた。通常は頭痛となって表れる証がたまたま肩の痛みが主症となっていたのだろう。

3. 帯状疱疹関連痛

帯状疱疹の痛みは急性期から慢性期まで多彩な変容をする。慢性期の帯状疱疹後神経痛になるときわめて難治で、「痛みの記憶」が完成すると、除痛はほとんど不能となる。痛みをできるだけ残さず、慢性化させないことがこの疾患の疼痛管理の最大の要点である。しかし、あらゆる手を尽くしても一部の症例は慢

性化し、QOL を低下させるほどの痛みを残す。帯状疱疹後神経痛の痛みの治療はペインクリニックにおけるチャレンジの一つであり、西洋、東洋医学の綜合が必要であろう。

　まず急性期の治療にどのように漢方を応用するべきかを考えてみたい。
　帯状疱疹の急性期は感覚神経線維を中心にしたウイルス性皮膚炎であり、ウイルスの増殖を抑制すると同時に炎症を鎮火することが肝要である。また、患者には何らかの原因で免疫力の低下が潜在するわけであるから、漢方に謂うところの「補気」をして体力の増強を図らなければならない。もちろん、痛みを直接止めることもきわめて重要で、積極的に神経ブロックや NSAIDs を用いて痛みのない時間を極力確保すべきである。
　したがって、筆者は抗ウイルス薬を十分量投与しながら、鎮痛処置として NSAIDs を第一選択で用いている。それで鎮痛効果が不十分な場合は、入院施設のある病院で持続的な神経ブロックを依頼している。同時に清熱剤として越婢加朮湯や、茵蔯五苓散と黄連解毒湯を合方して短期間使用する。越婢加朮湯の早期使用が帯状疱疹後神経痛の発生を抑制すると言う報告もあり、この時期の清熱は疼痛の予後の点からも重要であろう。

　次に急性期の炎症期が過ぎ、発疹は消退したが、未だ痛みが残ると言う時期の治療について述べる。
　この時期に NSAIDs を使用してもあまり効果は期待できない。神経ブロックはステロイドを用いて単発的に行うことで、完全に除痛できなくとも減少させる効果は期待できるので、禁忌でなければ行う。しかし、この時期もっとも鎮痛法として期待できるのは漢方治療である。この時期の疼痛の性質は症例によってかなり異なる。まだ皮膚の発赤が残り、炎症がくすぶっているような症例から、熱感はまったくなく、すでにアロディニアが発症してきている症例まで、個人差がある。しかし、共通しているのはこの時期にはすでに神経の変性が始まっていることで、漢方的には血虚の状態になりつつあることである。
　したがって、漢方薬は補血剤を使用しながら、清熱すべきは清熱し、理気を図るべきものには理気剤を用いていく必要がある。すでに「冷え」ている症例には

積極的に温補していく。具体的には清熱剤としては四物湯と黄連解毒湯の合方である温清飲を用いることが多い。また、理気剤を患者の証を診ながら選択し、併用していくことが肝要である。多くは香附子、陳皮、紫蘇葉などの理気薬が使われることが多く、エキス剤なら香蘇散が選択される。
　病期が進んで、帯状疱疹後神経痛となった場合も痛みの性状は様々で、難治となる症例もある。治療者の熟練度も大きな要因だろうが、痛みが記憶されてしまったような症例の除痛はきわめて難しい。
　帯状疱疹後神経痛の漢方治療は、自発痛とアロディニアを峻別して把握することが肝要である。自発痛は「不通則痛（通じざればすなわち痛む）」の痛みで、「気」が鬱滞して痛みの原因になっていることが多い。アロディニアの場合は「不栄則痛（栄ぜざればすなわち痛む）」で滋養不足が痛みの原因と考えられる。したがって、用いる方剤はまったく異なってくる。具体的には胸脇部の帯状疱疹後神経痛の場合、柴胡疎肝湯が奏効することが多い。柴胡疎肝湯は古書に「胸脇痛を治す」とあるとおり、胸脇部に滞った「気」を散じて痛みを軽減する効能を発揮する。また、触って痛い、風が吹いても痛い、と言うアロディニアは受容された触感覚が脊髄レベルで痛覚として認識されることが原因と考えられ、病態生理的にはきわめて治療困難と考えられる。しかし、漢方的には過敏に受容される触覚を鎮静する方向、言わば「皮膚をなだめる」ような戦略をとると効果を得ることがある。アロディニアを呈する皮膚は往々にして乾いている場合が多く、滋陰し、併存することの多い虚熱を清していくことを図るのである。そのために六味丸をベースにした薬方が考えられる。すなわち六味丸と麦門冬湯の併用、あるいは滋陰降火湯との併用である。この合方はきわめて強い滋潤剤、補気剤に虚熱を冷ます方意を含み、アロディニアに対する有力な方剤である。
　以下、帯状疱疹関連痛の症例を見ていこう。

症例1　三叉神経領域の帯状疱疹

　72歳男性。三叉神経第3枝の帯状疱疹で、発症5日目に来院された。まだ皮疹は生々しく、抗ウイルス薬を服用されていたが、痛みのために眠られないほどであった。茵蔯五苓散合黄連解毒湯とNSAIDsを併用したが、まったく効果が

なく、某大学病院麻酔科に紹介した。持続頸部硬膜外ブロックなどの治療を受け、1ヶ月後に退院した後に再受診された。

発症約50日が経過していたが、自発痛、アロディニアともに残存していた。患部の皮膚はまだ赤みを帯び、軽度の熱感を認めた。VASは46/100で、ノルトリプチリンの投薬を受けていた。脈は沈細。舌には湿った黄苔を認めた。腹診上、中程度の胸脇苦満、心下痞を認めた。

入浴と痛みは無関係であった。ひどい便秘である。小柴胡湯に加え、通便を得るために調胃承気湯を合方し、患部の熱をとる目的で温清飲を兼用した。1週間後、自発痛は残るが、アロディニアはかなり減った。この時VAS 20/100。抗うつ薬は中止し、同方を継続した。さらに1週間後にアロディニアはほとんどなく、VAS 7/100となった。温清飲のみを継続した。また1週間後ではVAS 3/100となった。夜間頻尿の治療を希望され、八味地黄丸に変方した。5ヶ月経過して痛みの再発はない。

見返せば大柴胡湯と温清飲の兼用でよかったかと思われる。漢方的には胸脇の「気」の鬱塞を疎通して、身体上部に滞った「気」を巡らせ、同時に局所の鬱熱を取りつつ血虚にも対処した結果、速やかに除痛できたと考えられる。便通をつけたのも心身を健やかにする意味で鎮痛に一役買ったのであろう。

症例2　2ヶ月前の帯状疱疹がまだ痛い

70歳女性。2ヶ月前に帯状疱疹を発症した（第9胸髄神経領域）。持続硬膜外ブロックも受けたが、痛みが残って、麻酔科担当医からは「つきあっていくしかない」と言われた。じっとしていても痛いし、触っても痛い。入浴中は軽くなる。やや水太り傾向の婦人である。桂枝加朮附湯と四物湯を併用した。加えてトリプタノール®を10mg、眠前に投与した。1週間後「楽になった」と言うが10→6程度である。しかし「触ると痛いのがまだ残る」し、少し便秘気味である。

そこで、桂枝加朮附湯と四物湯は昼食前の1回にして、六味丸と滋陰降火湯を朝と夜の食前の2回投与した。口が渇くと言うので、トリプタノール®は中止した。1週間後「かなり軽くなった」。10→3〜4。同方を継続した。さらに1週間後「もう少しだけ、時折痛い」。以後、来院しなくなった。

この症例は、2ヶ月後の帯状疱疹の痛みにすでに「冷え」が関与していたものである。比較的速やかに除痛できたが、自発痛とアロディニアを分けて治療したことが良かったのだろう。六味丸に加えて滋陰降火湯としたのは、便秘があったからで、滋陰降火湯の使用目標のひとつに便秘がある点を参考にしたのである。

症例3　帯状疱疹後神経痛

　74歳女性。1年8ヶ月前に、帯状疱疹（右第7胸髄領域）に罹患。近医皮膚科で治療を受けたがまだ痛い。触ったときの痛みがひどい。じっとしていても痛い。寒いと痛い。足が冷える。サルコイドーシス合併。ステロイドは使っていない。やせ型の婦人で、皮膚は乾燥気味である。
　脈は沈細。舌診はやや暗紅、歯痕なく、やや燥舌である。腹診は胸脇苦満を認めず。軽い腹直筋の緊張。冷えがある。桂枝加朮附湯7.5g、香蘇散5g、四物湯5gを混合して、分3、食前で処方した。
　1週間後「いつも痛くはなくなった」（VAS 10→5）。便通も改善した。しかし、触ったら痛いのはまったく変わらない。そこで、六味丸5gと麦門冬湯6gを併用した。2週間後「触ったら痛いのも、ずいぶん減ったが、まだ痛いのは痛い。でも、腰の痛いほうが気になりだしました」。以後、半年の治療で終了した。
　胸髄領域の皮膚にむざむざしく瘢痕が残り、発症当初の炎症が激烈であったことを思わせる症例であった。さすがに難渋したが、途中で腰痛と言う他の部位の痛みのことを訴えだされたので、帯状疱疹後神経痛は、ある程度解消されたものと判断した。桂枝加朮附湯に四物湯の合方は帯状疱疹後神経痛に良く使う手であるが、これに香蘇散を加えて、理気作用を強くすることもしばしば試みる。

症例4　ひどいアロディニアを残す後頸部の帯状疱疹後神経痛

　79歳男性。1ヶ月前に左側頸部を中心に帯状疱疹に罹患。治療を受けずにいたが、あまりに痛いので人づてにペインクリニックを受診した。自発痛がまだ強いので、入院下に星状神経節ブロック治療を頻回に行うなど、治療を尽くしたが、帯状疱疹後神経痛を残した。「襟がすれても痛い」と言うアロディニアが強く、

シャツを着るのも辛いほどであった。様々に漢方薬を転方したが、効果なく月日が過ぎた。発症後約11ヶ月後、患部の皮膚が周りに比べて乾いた感じで色調も暗い感じを受けることから、六味丸と麦門冬湯を併用し、葛根加朮附湯を兼用した。35日後、「かなり違います」と治療開始後、はじめて効果を認める発言を得た。皮膚の色調も明るくなり、周りとさほど変わらない感じとなった。以後半年投薬を続けて廃薬とした。

葛根加朮附湯を採用したのは後頭部や後頸部の皮疹には葛根加朮附湯がよい、という『類聚方広義』の頭注を参考にしたのである。この症例で六味丸と麦門冬湯の併用の効能に自信を得て、多数例の治療に応用しはじめた。

症例5　3ヶ月前の帯状疱疹

76歳男性。3月前に左腹部に帯状疱疹に罹患。近医に入院して点滴による治療を1週間受けた。退院後も痛みが続くので、総合病院の麻酔科で鍼治療。結構効いた。漢方薬も飲んだ。しかし、痛みは完全には取れない。

服がすれると痛い。じっとしていても痛いことはない。足が冷える。少し食欲がない。八味地黄丸5g 合麦門冬湯6gを朝昼食前、補中益気湯2.5gを昼食前に処方した。2週間後「触って痛いのは変わらない。痒みが出てきた。足はあまり冷えない」。そこで六味丸5g 合麦門冬湯6gを朝昼食前。当帰飲子5gを昼食前、眠前に処方した。2週間後「もうなんともない。痒みも少し減ったかな。」となった。同方を2週間継続して廃薬となった。

症例6　2年半前の帯状疱疹

82歳女性。顔色が悪く、いかにも疲れた感じで入室してきた。小柄でやせている。2年半前に左Th4領域に帯状疱疹ができた。居住地であるB市の国立病院に入院して点滴などの治療を受けたが、痛みは変わらなかった。他病院の麻酔科に転院したが、糖尿病があるので、ブロックはできないと言われた。トリプタノール®とメチコバール®の処方を受けた。半年後近くのペインクリニックで星状神経節ブロックを始めた。専門医に20回してもらったが痛みは

変わらなかった。鍼治療も受けたが、3日間は良かったが痛みは完全に再発する。現在はレンドルミン®、アムロジン®、カマグ®を内服している。インスリンの自己注射をしている。痛くて日常生活もままならないので、娘のところに避難してきたところ、たまたま近くに痛みの漢方治療をするところがあると聞いて来院したとのことであった。

　最近は痛む範囲が広がってきた。ドーンとした痛みが脇から胸の前の方にきてたまらない。1日のうち何回もくる。寝ている間も痛みが襲ってきて、起きてしまう。入浴中は少しいい。じっとしていても、電気に触ったようにピリピリする痛みが常時ある。触っただけでもとても痛い。脈は浮沈中間で、舌には中央後部に黄白苔、辺縁部には歯痕を認めた。腹診では中程度の胸脇苦満。心下痞はない。瘀血所見はない。動悸はない。まずは自発痛を取ろうと、柴胡疎肝湯の方意に四物湯を加えたものとして、四逆散7.5g・香蘇散5g・四物湯5gを混合して、分4（食間と眠前）に投与した。

　10日後「ドーンとくる痛みはなくなった。こんなことは2年半なかった。前の方にくる痛みはなくなった。ピリピリくるのと、触ったら痛いのはまだある。少し腹が張る」。胸脇苦満は明らかに軽減した。もともと虚実でいえば四逆散より虚証よりなので、加味逍遥散5g・四物湯2.5g・香蘇散2.5gを混合して分3（食間）、六味丸2.5g・麦門冬湯3gを眠前に兼用した。

　1週間後「ドーンと来る痛みはまったくない。まだピリピリ来るがかなり減った。触って痛いのも軽くなってきた感じがする。家に帰ろうかと思います」。この後、3ヶ月程度、フォローしたが、わずかに痛みが残る程度になって、自然と来院されなくなった。

4. 月経痛、月経前症候群に伴う痛み

（清水　正彦　著）

　月経痛、月経前症候群に伴う痛みに対しては、瘀血、肝鬱改善を目的として、主に加味逍遙散などの駆瘀血剤、解鬱剤が用いられるが、月経前は生理的に女性ホルモンのひとつであるところのプロゲステロンの血中濃度が高まり、プロゲステ

ロンの持つ薬理作用である体内への貯水作用による水たまり（水毒）を解消する意味で月経前に五苓散の併用が著効する。

　月経の約7日前から月経終了までは、肝鬱、瘀血、血虚を改善する目的で、消化管機能を立て直す作用が強い白朮を含有する加味逍遙散を投与することも行われる。黄体ホルモンの分泌が高まる月経前の7日間は、表の水、皮膚皮下の水の、とどこおりであるところの水滞や気逆をさばく目的で、むくみを取り除く作用が強い蒼朮を含有する苓桂朮甘湯を投与すると良い。

　脾虚（胃腸機能低下）が強い場合は、食事指導の下に、月経終了後から次の月経の7日前まで裏の水、消化管の水をさばき、脾の立て直しをはかる目的で六君子湯を投与することにより、月経前のダイナミックな女性ホルモンの変動による諸症状を改善させるための、利水剤、利気剤、駆瘀血剤の効果をより一層パワーアップさせることが、治療戦略と考えられる。

　月経前から月経期にかけて駆瘀血剤を投与し、ことに便秘が強く、小腹急結（**一口メモ8**参照）を認めた場合には桃核承気湯が第一選択と思われる。また、駆瘀血、巡気、清熱作用が必要なケースもある。

一口メモ 8

　小腹急結とは、左腸骨窩を外側に向けてこするように触ると、比較的強い痛みを誘発する腹部診察所見のこと。桃核承気湯に特徴的な腹部診察所見。

症例1　瘀血、肝鬱の月経痛

　30歳主婦。月経前の頭痛、イライラ、手足のむくみ、手足の冷えが、月経の約7日前から出現し、月経痛も強く、対症療法が無効で受診。皮膚はやや乾燥ぎみ。

　舌は、紫舌、薄白苔、軽度歯圧痕、舌下静脈怒張。脈はやや沈、細。腹部は、腹力中、右側に軽い胸脇苦満、左下腹部圧痛、左臍傍悸を認め、瘀血（囲み記事参照）、水毒（水滞）、肝鬱、軽度の脾虚の病態を呈していた。

　所見を総合的に判断して、瘀血、肝鬱を目標に加味逍遙散を連日投与。貯水

作用を有する黄体ホルモンの分泌が高まる黄体期後期から月経直前まで表〈皮膚皮下の水の滞り〉の水滞をさばく目的で、五苓散の頓服を併用。治療2ヶ月目には、月経前の頭痛、イライラは、VAS 8から1へ、手足のむくみ、冷えは4前後が2以下へ改善。月経痛は8強から3まで改善。尿量増加は利水効果の現れと思われる。

症例2　脾虚の立て直しに六君子湯

　33歳女性。会社員。月経7日前からの頭痛、イライラ、気分の落ち込み、動悸、顔のほてり、手足の冷え、全身倦怠感、さらには、食後の胃もたれ感、月経痛と訴えが多彩。鎮痛剤などは無効。やや貧血状で、両下肢の浮腫と四肢の冷えを認めた。
　舌は、暗紫色、胖大、全体に白苔があり、歯圧痕も認め、舌尖部は紅色。舌下静脈は怒張。脈はやや沈細弦。腹部は、腹力中からやや弱、右軽度胸脇苦満、左下腹部圧痛、左臍傍悸。心下部に振水音を認め、瘀血、水毒（痰飲と水滞）、肝鬱、気逆、血虚、脾虚の病態を呈していた。
　所見を総合的に判断して、瘀血、肝鬱、血虚、脾虚、痰飲から月経の7日前から月経終了まで、加味逍遙散を投与。さらに、水毒（水滞）、気逆を目標に、月経7日前から月経直前まで苓桂朮甘湯を併用。治療後1周期目のVASを見ると、月経前の頭痛、イライラ、気分の落ち込は8前後であったが、4ないし5に改善。動悸、手足の冷え、全身倦怠感は、5ないし6が、3ないし4へ改善。月経痛は8から5へ改善。しかし食後の胃もたれ感は7から6とさほど低下していない。そこで、脾虚の立て直しが重要と考え、食事指導を実施し、月経終了後から次の月経の7日前まで六君子湯を投与したところ、3周期目には、月経前症候群の諸症状はVAS 2以下まで改善し、月経痛も3以下に改善。さらには、食後の胃もたれ感も3まで改善。脾虚の立て直しの重要性が示唆された。

症例3　瘀血、水毒、気逆の月経痛

　29歳主婦。主訴は、月経痛、月経の約5日前からの頭痛、イライラ、便秘、むくみ感。鎮痛鎮静剤の効きが悪く、低用量ピルも吐き気が強く服用不能。五苓散の効果も今ひとつだったため受診。赤ら顔で、眼輪部に色素沈着、両側下肢に浮腫を認め、便臭が強く、便秘気味。

　舌は、紫色でやや赤色調。黄白苔があり、舌下静脈怒張が強く、脈は、やや沈弦。腹部は、腹力中等度、下腹部の抵抗圧痛が右より左に強く、臍上悸を認め、瘀血、水毒（水滞）、気逆の病態を呈していた。

　所見を総合的に判断して、瘀血、気逆を目標に、桂枝茯苓丸を連日投与。表の水、水滞をさばく意味でも、月経の約7日前から月経直前まで五苓散を併用。治療2周期目で、頭痛、イライラ、便秘はVAS 7ないし8が4前後へ、むくみ感は5が2へ、月経痛は8が3へ改善。この際、左下腹部に小腹急結を認めたため、五苓散に桃核承気湯を併用したところ、治療4周期目の諸症状のVASは2以下まで低下した。漢方の古典に書かれている桃核承気湯の条文の「太陽病（たいようびょう）

瘀血とは

　瘀血とは、簡単に言えば、静脈血の循環障害といえるでしょう。この循環障害が、体表面で起これば、静脈瘤であったり、くも状血管腫であったり、舌では舌下静脈の怒張や瘀斑であったりします。この瘀血が慢性化すると、冷えや水毒、肝鬱（ストレス）を引き起こしますし、慢性化すればするほど、治療期間が長引くことが多いようです。ちなみに、平成時代の日本人のライフスタイルは、運動不足、ストレス過多で、高タンパク高カロリーの食生活に傾いているようですので、消化管に対する負荷がかかりすぎて冷え（深部体温の異常を来たすことが多いようです）が助長され、瘀血がさらに慢性化してしまうというように、冷えと瘀血と肝鬱、脾虚が複雑に絡み合って、瘀血のネガティブスパイラルに突入する生活環境下に置かれているようです。したがって、消化管に負荷をかけすぎないライフスタイルを保持するように心がけ、衣食住の面で冷えに対する対策とストレスを貯めこまないように日々注意することが望ましいと思います。

解せず、熱膀胱に結び、其の人、狂の如く、血自ら下る。下る者は癒ゆ」の典型例であったと思われる。

5. 腰下肢痛

　急性の腰下肢痛に対しては、NSAIDs などの抗炎症性に働く鎮痛剤、腰部硬膜外ブロックをはじめとする神経ブロックの適応となることが多く、実際奏効する。しかし、昨今、抗凝固剤を服用している患者が増え、軽々に観血的な治療を行うことができない場合が少なくない。そのような場合、NSAIDs だけを服用させるより、しかるべき漢方薬を使用するほうがはるかに速やかに鎮痛を得ることができる。NSAIDs は消化管粘膜を傷害する副作用があり、患者によっては使いづらい面があるが、漢方薬にはそのような副作用はほとんどない。
　一般に漢方薬はある程度長く服用しないと効果がないという認識があるが、けしてそのようなことはなく、早い場合は服用した直後から数日後には効果を認めることさえある。
　筆者は初診での投与日数は 7 日間を原則としているが、2 回目の受診時には、ある程度の効果を見ることが多い。患者の感覚として「効果がない。」というような場合でも、診察すると圧痛点が消えないまでも軽快していたり、不眠や途中覚醒のような随判的な症状が解消していたりすることも多い。2、3 週間が経過してなお自覚的にも他覚的にもまったく効果がないようであるならば、その処方は無効と断じていい。
　椎間板ヘルニアによる急性の根性痛に対して、禁忌でなければ神経ブロックで除痛を図ることは定石であろうが、その際にもブロックと並行して漢方治療を行うことで、ブロックの効果が高まり、施行するブロック回数が少なくてすむ。
　まず、急性の腰痛に漢方薬で対処した症例を見てみよう。

症例 1　急性の腰痛に治打撲一方と芍薬甘草湯

　63歳男性。草刈りに精を出しすぎて、3日前から腰が痛くてたまらない。特に歩く時や体をひねる動作がつらい。筋骨たくましく見るからに実証である。血圧は156/86 mmHgとやや高く、降圧剤を服用している。背中と腰の筋肉がつっぱったように痛いとのことである。
　脈は沈実。舌は著変なし。腹証では胸脇苦満なく、腹直筋の緊張が比較的はっきり触れ、左臍傍2～3横指の点に圧痛がある。急性の腰痛に芍薬甘草湯というのは、よく用いられる処方であるが、この症例のように「つっぱった感じがして」「ひねるのがつらい。」という時は治打撲一方の適応を念頭に置く。実際、腹診で治打撲一方の圧痛点が確認されたので、治打撲一方と芍薬甘草湯を一緒に食前に服用してもらった。3日分投与して、4日目には歩きぶりがまったく違っており、「奥の方に少し痛みが残る」程度となった。同合方を3分の2に減量し、3日分処方して終了とした。
　このような腰痛は腰の筋肉の疲労性の疼痛に加えて、椎間関節に由来する疼痛が絡んでいることが多い。治打撲一方だけでも、芍薬甘草湯だけでもない、両者合方の妙味に期待するのである。

症例 2　気虚、気鬱の見られない快活な人の急性腰痛

　73歳女性。寝たきりの夫を抱えたところ、腰が痛くなった。元気に入室してきた快活な老女である。まったく鬱した印象はなく、「爺さんを抱えたら腰をやった。あはは。」という感じである。寝起きがつらく、少し前かがみにならないと歩けない。顔色はくすんでおり、舌は赤紫で、舌裏静脈も累々と怒張している。典型的な瘀血証である。治打撲一方の圧痛はなく、腹直筋の緊張もない。左下腹部に軽い圧痛があるので、桂枝茯苓丸を処方した。これで効果がないなら、芍薬甘草湯を合方しようかと思っていたが、1週間後の再来時には「ほとんど良くなった。もういいです」。一応もう1週間分処方して廃薬した。
　介護にまつわる愁訴には、いわく言い難い「気」の異常が背後にあることが多いが、この老女はそのようなことからはまったく無縁であった。長く姑を看ている

長男の嫁などは心身ともに疲れ果て、気虚、気鬱の状態のことが多い。そのような患者がたとえ腰が痛いと言って来院しても、鎮痛剤だけで様子を見るようなことは的外れでしかない。漢方的にも駆瘀血剤や利水剤を使用して痛みを散ずることを図りつつ、同時に「気」に対する配慮をしなければ、痛みは容易には去らない。この老女はむしろ例外的な症例である。生来の明るい気性と、発症から日数を経ていなかったことが幸いしたのであろう。

　　　　　　　✧　　✧　　✧

　比較的新鮮例でもその患者の体力（体質的な虚実）を考慮するべきことは多い。前例の老女は実証の瘀血証なので桂枝茯苓丸単方で対処しえたのであるが、次のような場合はひと工夫必要になる。

症例 3　虚証の人の腰痛に桂枝加朮附湯が奏効

　72 歳女性。10 日前に引っ越しで 2 階から重い物を何回も降ろしたあとから腰が痛い。寝起きがつらい。やせた品のいい老女である。脈は沈弱。舌はやや湿だが著変はない。腹証は腹力は弱いが、腹直筋の軽い緊張が認められる。軽度の治打撲一方の圧痛がある。入浴した後は楽だというので、温補する必要を感じた。
　治打撲一方合桂枝加朮附湯として、1 週間後、「ずいぶん楽になりました」。同方継続 1 週間で廃薬とした。
　治打撲一方加附子でも良かったかもしれないが、腹直筋の軽い緊張があり、芍薬の加味が欲しかったのと、桂皮を増量して温補を強める意味から、桂枝加朮附湯を選択した。古書には「久痛には附子を加えるべし。」とあり、慢性期の疼痛に附子を加味することが勧められているが、この症例のように比較的急性期の場合にも体質的な冷えがあれば附子の加味は必須と考える。
　治打撲一方には大黄が配剤されているので、このような虚証の女性に使用すると下痢になるのではないかと懸念されるが、不思議にそのようなことはまれである。治打撲一方は亜急性期から慢性期の打撲や捻挫の方剤と認識されることが多いが、急性期から十分使用でき、あまり虚実にこだわらなくてよく、非常に便利な方剤である。全身の筋肉、腱鞘、骨関節など運動器の障害なら部位によらず使

用してよい。ただし、頭部打撲の急性期には頭蓋内出血を助長させる可能性があるので、軽々には使用しない方がよいだろう。

❖　❖　❖

「痛みが取れない。」と言ってペインクリニックを訪れる患者の多くはすでに急性期を通りすぎて亜急性期から慢性期になっている。病悩期間が長くなればなるほどに、「気・血・水」の異常は複雑に絡み、疼痛を幾重にも囲んでくる。次の症例は亜急性期から慢性期にかかる時期に治療した打撲後の激痛である。

症例4　落下後の激痛

　60歳女性。20日前に2メートルの高さから転落し、左半身を打撲した。近医整形外科に入院して治療しているが、腰下肢痛がまったく軽減しない。MRIなど画像的な検査では腰下肢痛の原因となるような障害は認められず、主治医は坐骨神経の損傷による神経痛ではないかと疑い、麻酔科外来を紹介された。夫に付き添われてやっと歩いている感じで入室してきたその女性は、見るからに水毒体質である。訊けば、膝こそ悪くないが夏場はひどい汗かきで困るほどとのこと。前腕部を見ると皮下に水分が多く、触ってもしっとりとしてしまりのない印象である。痛みはかなりひどく、診察台に寝るのも介助が必要であった。

　転落に起因した激痛が切迫する問題であるが、痛みを抱える心身の偏向（この場合は水毒）を是正しつつ、外傷性という疼痛の本態に迫る戦略をとる。

　治打撲一方と防已黄耆湯を合方して用いたところ、1週間後の第2診では、痛みは半分以下になり、自力で診察台に寝て、起きることもスムースにできた。この後、同方を1月継続し、廃薬とした。

　この患者には治打撲一方の圧痛は認められなかったが、痛みの原因が転落打撲という外傷であることから治打撲一方を選択した。さらに体質的な水毒が障害を受けた局所の浮腫を固宿させていると考え、防已黄耆湯で水毒を是正し、治癒へ向かいやすい環境を整えることを図ったのである。「打撲なら治打撲一方」は正しいかもしれないが、治打撲一方が効きやすくなる環境を整えると、さらなる効果が期待できるのである。

また、打撲後の疼痛症例にはよく頑固な便秘が併存するが、そのような場合は桃核承気湯などの瀉下剤を用いて、いったん便秘を解消させると鎮痛が得やすい。

❖　　❖　　❖

　比較的急性痛のように見えても、元来の性格的な因子が絡んで痛みを複雑にしていることもある。先天的な「気の偏向」があるために痛みによって気の異常が発現しやすいのだろう。気への配慮は痛みの漢方治療の要諦のひとつであり、このところをいかにさばくかが治療の成否のカギとなると言って過言ではない。

症例 5　気の異常を伴う下肢痛に対して柴胡加竜骨牡蛎湯合桂枝茯苓丸、治打撲一方

　53歳女性。下腿静脈瘤の痛みということで、外科から紹介となった。左大腿外側から下腿外側に激痛が走る。確かに下腿静脈瘤は認められるが、理学的には腰椎の根性痛である。「こんなことは初めてだったので、ショックだった。待合室で待っていると気分が悪くなって、手がこんなになってしまった」と、広げて見せてくれた掌は紫色でいかにも循環が悪そうな色調である。表情も心配そうで、明らかな気の異常が察知された。眠りが浅く、途中覚醒がある。腰椎MRIの所見ではL4、L5腰椎間の椎間板の突出を伴う変形性腰椎症で、やはり腰下肢痛の原因は腰椎にあると思われた。

　脈は沈実。舌診は薄い白苔とわずかな歯痕を認める。腹診上、腹力は中程度で大動脈の拍動が明瞭に触れ、心下痞鞕、胸脇苦満が著明である。左臍傍に抵抗、圧痛があり、瘀血の所見と思われた。

　腹診所見や診察室での態度から性格的な因子が関わるとみて、柴胡加竜骨牡蛎湯を選択した。また、手の色調が変化しやすいことから、瘀血体質で末梢の循環不全に陥りやすいと判断し、腹診所見（左臍傍の圧痛）から桂枝茯苓丸を合方した。柴胡加竜骨牡蛎湯と桂枝茯苓丸を分3、食前で投与して、1週間後には「手の色が戻りました。足のツッパリ感がなくなりました。夜2、3回痛くて目が覚め

ます」。さらに「気」の疎通を図り、瘀血も取れるように、気剤と駆瘀血剤が配合された治打撲一方を加えた。柴胡加竜骨牡蛎湯合桂枝茯苓丸を朝、夕食前に投与し、治打撲一方を昼食前、眠前に兼用した。1週間後「夜、目が覚めなくなりました。調子いいです」。なんと、患者はそれきり来なくなった。

　柴胡加竜骨牡蛎湯はやや実証向きの方剤で、不眠などの精神症状を呈する場合に用いられるが、何かに囚われてしまって抜け出せなくなってしまったような印象を受けることが多い。筆者は引きこもりの青年を柴胡加竜骨牡蛎湯加紅参だけで、短期間に社会復帰を果たさせた経験があるが、『類聚方広義』の中に「癇証にして、時時寒熱交々起こり、鬱鬱として悲愁し、多夢少寐、或いは人に接するを悪み、或いは暗室に屏居し、殆ど癈瘵のごとき者を治す。云々。」とあるように、他人とのコミュニケーションを拒むような風情がある印象である。

❖　❖　❖

　繰り返すが、急性期を過ぎた亜急性から慢性の腰下肢痛には、治りにくくさせている要因を探る治療上の工夫が必要である。前症例のようにそれが性格的な「気」の異常であることも多いが、念頭にいつも置かねばならないのは、「冷え」と「ストレス」である。

症例6　腰臀部痛に麻黄附子細辛湯合芍薬甘草湯、当帰芍薬散

　32歳女性。小学校教師。両側の腰臀部痛が1ヶ月以上続いて、非常につらい。原因は思いつかない。整形外科で牽引しているが、まったく改善しない。理学的診察では根性痛はない。MRIではL3/4の椎間板に軽度の突出を認めるが原因としては考えにくい。

　脈は沈細弱。手はしっとり冷たい。やせ形で色白。一見して、当帰芍薬散証である。まず早く痛みをとることを目的に麻黄附子細辛湯と芍薬甘草湯を朝、夕食前、当帰芍薬散を昼食前に投与した。1週間後、「痛みは10分の2になりました。」そこで当帰芍薬散を毎食前の投与とした。1週間後、「ほとんど良くなりました。なんだか、あまり冷えなくなりました。」その後1週間で廃薬。

麻黄附子細辛湯と芍薬甘草湯の合方は芍甘黄辛附湯の大黄を麻黄に変えた方剤で、中間証からやや虚証の人の腰下肢痛に広く用いられる。即効性があるが、甘草の量が多いので長くは使用しない方が無難である。この症例のように、とりあえずの鎮痛を得るために短期間使用しながら、「冷え」に対する治療を当帰芍薬散で行うことも一計である。

　当帰芍薬散は当芍美人と言われるように色白やせ形の女性が使用目標の一つではあるが、それにこだわることはない。確かに色白の細面の美人の多くは冷え症で、瘀血証を伴い、当帰芍薬散に適当することが多い。腹証をみると、それほど強い腹力ではなく、軽度の腹直筋の緊張を認め、下腹部に軽度の抵抗圧痛があるなどの特徴がある。なにより脈診時にしっとり冷たい手であることが多い。ホカホカした手には当帰芍薬散は向かない印象である。（ホカホカした手の持ち主に美人がいないと言うことではけしてない。念のため）。

　「冷え」は腰下肢痛に限らず痛みの原因となる。寒い季節ばかりではなく、夏でも冷房による「冷え」が現代人の心身を蝕んでいる。「冷え」ることでもともと存在する変形性腰椎症や脊柱管狭窄症の症状が悪化することも多い。痛みの部位や性状から原因が「冷え」であると特定することは困難だが、寒いと悪いとか入浴などで暖まると改善するなどの特徴を見逃さず「冷え」の潜在を疑うことが治療のスタートとなる。

❖　　❖　　❖

　次の症例はストレスによる「気」の異常が誘因と思われた腰痛症例である。

症例7　ストレスによる気の異常から起こった腰痛

　73歳男性。ここ1ヶ月ほど腰が痛くて憂うつである。がっしりとした体格の良い農夫である。しかし、見るからに元気がなく、覇気に乏しい印象である。念のためにMRIを撮影すると、L4/5の椎間板が後方に突出しており、同レベルを中心に腰部脊柱管狭窄症が認められた。体力的には実証であるから、NSAIDsを処方しても問題ないと思われるが、まずは漢方治療を試みる。

脈は沈実。舌は湿った白苔があり、瘀血所見がある。腹証をみると、胸脇苦満はなく、心下にはっきりとした辺縁を持って触れる硬さがある。これを古書に謂う「心下堅、辺旋盤の如く……」の腹証と診て桂姜棗草黄辛附湯を投与した。近い方意を持たせるために、エキス剤で桂枝湯と麻黄附子細辛湯の合方を処方した。

　1週間後、何事もなかったように入室してきた患者は「便秘が困る」と訴えた。改めて尋ねると、長年連れ添った夫人の認知症がひどくなり、がっかりしているとのことであった。

　桂姜棗草黄辛附湯による腰痛の症例は相見三郎先生が気鬱の腰痛として報告されてから、つとに有名であり、腹診上、心下に現れる特徴的な腹証は有用である。腰下肢痛に限らず、腹診所見を頼りに長年の咳嗽に用いた症例なども報告されており、「大気一転」の方剤として紹介されている。この症例も夫人の病状の悪化に落胆して気がめいったことが、もともとあった変形性腰椎症による腰痛を発症させたのであろう。痛みにおいても「気分」の影響がいかに大きいかをあらためて知らされた症例である。

　次も「気」の鬱塞が患者を痛みに閉じ込めている印象を受けた腰痛症例である。

症例8　肝気鬱結の人の腰痛と右下肢痛

　75歳女性。1月ぐらい前から、激しい腰痛と右下肢痛で起きられなくなった。診察室には臥位になれる車椅子に寝たままの恰好で入室。その寝た姿勢のままいろいろと窮状を訴えられてきた。持参したMRIを見ると、Th7、9、10、12、L1、2、3、の古い圧迫骨折でひどい変形性脊椎症である。理学的にはL5の神経根症を認めた。やせているが、声に張りがある。血圧146／86 mmHg、脈拍75回／分で、起きられないと言いながら、比較的元気な印象である。脈候は沈実。舌は淡紫色でやや乾いていて、黄白苔を認める。腹証は全体に柔らかく、特に所見はない。便秘でマグネシウム製剤を常用しているという。

　紹介医は仙骨硬膜外ブロックを施行したが1〜2時間しか効かないという。多発性の圧迫骨折による変形性脊椎症が関与していることは間違いないので、椎間関節を含めた複合的な腰痛と考え、治打撲一方に芍薬甘草湯を合方し、速効を期

待した。

　1週間後「2日ぐらい良かったが、また痛くなった。」と言って、相変わらず寝たまま入室し、不眠や便秘やあちらこちらに痛みが動くことなどを訴えてくる。訴える口調や表情から肝気鬱結があると診て、加味逍遙散を使うこととした。治打撲一方の駆瘀血作用を助ける意味で桂枝茯苓丸加薏苡仁を兼用して用いた。すなわち、加味逍遙散を朝、夕食前。治打撲一方合桂枝茯苓丸加薏苡仁を昼食前、眠前の処方とした。

　1週間後「少しは楽になったが、大腿部から足の先までしびれている」と、あまり満足していない語り様ではあるが、患者は普通の車いすに座っての入室であった。そのままの処方を継続したところ、2週間後には自分で歩いて入室してきて、にこにこ笑うようになった。数週間前の寝たままの姿からは別人のようである。その後1ヶ月ほど服用して廃薬となった。

　この症例などはまさに「気」の鬱滞が治癒を阻害していたと考えられる。加味逍遙散の疏肝解鬱の効能によって脊椎に停滞した「気」が動いた。そこに桂枝茯苓丸加薏苡仁の合方でパワーアップした治打撲一方の骨関節に対する駆瘀血作用が存分に働き、固宿した「血」が散じたのであろう。

❖　❖　❖

　治打撲一方は腰下肢痛の治療にはなくてならない方剤である。通常はきわめて治療が困難と思える症例にも畏効とも言うべき効果を発揮する。
　次の症例は「冷え」に配慮して治打撲一方を用い、著効を得たものである。

症例9　腰椎インプラント後の痛み

　67歳女性。1ヶ月前から左の腰臀部、大腿の裏に常時痛みがあり、最近は姿勢によらず激しい痛みがある。19年前に腰椎の手術を受けており、レントゲンでインプラントによるL4、L5の後方固定術後であることを確認した。「寒いと疼くように痛い。昨日、急に右の腰も痛くなって、咳をすると腰殿部に激痛が走る。最近食欲もない。」

　理学的診察から神経根症は否定的で、椎間関節の痛みが主と判断した。漢方的

には瘀血所見が強く、腹診上軽度の胸脇苦満を認めた。治打撲一方の証である臍傍の圧痛は認めなかったが、固定手術による脊椎の不動性が椎間関節に負担をかけての疼痛と判断し、治打撲一方を選択した。また、寒冷による増悪傾向があるため、桂枝加朮附湯を合方して処方した。3日後には「痛みは楽になった。食欲も出てきた。寝たり起きたりがとても楽になった」。短期間で無痛となり、1週間で服薬を中止した。

6. 膝痛

　手術をするまでもないと言われながら、NSAIDs を長く服用している変形性膝関節症の患者は実に多い。あるいは手術が怖くて薬でなんとかならないかと言って、受診する患者も少なくない。膝の痛みのすべてが漢方で解決するわけではないが、膝の痛みで受診する患者の半分程度はエキス剤による漢方治療で満足いく除痛を得る。膝の痛みには防已黄耆湯、というのは正しいが、それだけで治療しようとするのはかなり無謀な話である。他の痛み同様、「気・血・水」の異常や寒熱の別に目を配りながら方剤を適用することが肝要である。

症例 1　長く整形外科に通ったが治らない膝の痛み

　63歳女性。両膝が痛い。大柄でいかにも水太りの体格である。「整形外科に随分通ったが治らない。関節内注射も何回も受けた。」という彼女の膝は両側とも腫れて、関節内注射の注射痕が生々しく数カ所に残っていた。就眠中やじっと座っている時には痛みはないが、ちょっと歩くと痛くなり、階段はとても辛い。手術も検討しているが、主治医は積極的には勧めないとのことであった。膝の周囲を観察すると、膝関節のすぐ下からふくらはぎにかけて静脈の怒張が著しい。患者の舌の所見も紫舌で、舌下静脈の怒張もみられ、全身的にも局所的にも瘀血傾向である。膝は腫れているが、熱感はない。

　防已黄耆湯に桂枝茯苓丸加薏苡仁を合方して処方した。1週間後には「とても

楽になった。」と著明な改善である。2週間後「ぜんぜん違います。階段も楽になってきました」。4週間後「体調もいい。ずっと飲みたい」。そうもいかないので、4週間の処方で休薬、悪ければ受診するように伝えたが、それ以降の受診はない。

　上記の症例のように下肢の静脈系に細絡や怒張などの傾向があり、瘀血所見が認められる場合には防已黄耆湯だけで様子を見るようなことはしない方がいいと思う。防已黄耆湯の方意に駆瘀血作用はないのだから、防已黄耆湯の利水作用でもって、二次的に瘀血の駆逐をも期待すると言うのは無理がある。
　薏苡仁の加味はその利水作用に期待するわけで、煎じ薬の場合にもよく10g程度配合する。したがって、桂枝茯苓丸加薏苡仁を併用することは非常に都合がよく、筆者はすこしでも瘀血が見て取れる場合は、ファーストチョイスとして防已黄耆湯合桂枝茯苓丸加薏苡仁を処方することにしている。
　もし、この患者の膝に温めると調子がいいとか、明け方に疼くと言うような「冷え」を疑わせる所見があるならば、附子を加味する。附子の量には漢方家によってかなり差があるが、筆者は一日量として1から3gにとどめている。

　もう1例、瘀血を伴った女性の膝関節の痛みを紹介する。

症例2　強い瘀血をもつ人の膝痛

　63歳女性。満々と太って、夏場汗がひどく出ると言う典型的な防已黄耆湯証の女性であった。整形外科で関節内注入を1年4ヶ月続けて、階段の上り下りは楽になったが、それから改善しない。肩凝りもひどいし、やや便秘気味である。舌の所見も舌下静脈の怒張が著しく、瘀血証である。防已黄耆湯と桂枝茯苓丸加薏苡仁のエキス剤を食前投与して、大黄牡丹皮湯エキス剤を、眠前に1回だけ服用させた。
　1週間後「痛みはずいぶん減ったが、まだ便秘気味」というので、防已黄耆湯合桂枝茯苓丸加薏苡仁を1日2回（朝、夜食前）として、通導散を1日2回（昼食前、眠前）の兼用とした。2週間後「悪くないです」。さらに2週間後「ずっと飲まなくちゃいけませんか」ということで、もう2週間処方して廃薬とした。

瘀血証をどのようにさばくかについては、虚実もさることながら、その瘀血証にどのような症状が伴うかと言うことに留意して用いることも重要である。

この症例の場合便秘傾向が強く、大黄を含有する方剤が適当だが、大黄牡丹皮湯では十分ではなかった。腹証を取れば、下腹部全体に抵抗を認めるいわゆる小腹硬満であり、下腹部全体に抵抗が強い腹証であった。大黄牡丹皮湯の腹証はどちらかと言うと、右下腹部の抵抗圧痛が強いことが多く、通導散のそれとは異なる。

主訴は膝の痛みであったが、併存する症状を取ることが、結局主症状に対する治療を助けることにつながるので、このような治療を行った。

❖　　❖　　❖

手術をしたにもかかわらず痛みが取れないと言って来院する患者も多い。手術した整形外科医の中には「手術は完璧に行ったのに、痛いのは気のせいだ。」ということを言われる向きもおられ、そう言い渡された患者の困窮は著しい。

症例3　内視鏡的滑膜切除後の痛み

65歳女性。2ヶ月前に右膝の内視鏡的滑膜切除術を受けた。曲がらなかった膝は曲がるようになったが、痛みが取れない。しびれたような痛みで、手術前からあった腫れも引かない。手術側の膝を触ると熱感が著明である。痛みの測定器であるPain Vision®（＝ニプロ社製）の痛みスコア（以下PS）は677とかなり高い値である。

腹証では胸脇苦満が著明で、治打撲一方の圧痛点が両側にはっきりと認められ、心下痞鞕もあった。全体としては膝関節症にありがちな蝦蟇腹で防已黄耆湯の腹証であった。臍傍悸は触れなかったが、「手術したのに……」という憤懣やるかたない思いがあるとみて柴胡加竜骨牡蛎湯を選択し、手術という外傷後の痛みもあるので治打撲一方、それに患者の体質的な証である水毒に対処するために防已黄耆湯を用いた。柴胡加竜骨牡蛎湯を1日2回（朝、夜食前）、治打撲一方合防已黄耆湯を1日2回（昼食前、眠前）である。1週間後「触っただけも痛かったがそれはなくなった。腫れは引かない」。熱感がまだ著明だが、胸脇苦満はあきらかに軽減した。そこで治打撲一方・防已黄耆湯・越婢加朮湯エキス剤を2服ずつ

混合して、食前に投与した。

　それから1週間後「まだ腫れる」。しかし熱感は軽減した。PSは90と減少した。同方を継続して2週間後「痛みはほとんどいい。ちょこちょこ疼くぐらい」。PSは118。さらに2週間後「傷がジガジガする」。PSは87。VAS 40／100であった。手術後のジガジガする痛みには四物湯の方意が入った疎経活血湯が良いことが多いので、治打撲一方・防已黄耆湯・疎経活血湯の混合エキス剤でフォローすることにした。当初の痛みはほとんど解決した模様である。

　この症例では手術を一種の外傷と診て、外傷後の痛みという見方をしたことと、局所の実熱に対して石膏と麻黄で清熱を図ったことが効を奏したのであろう。

　一口に膝が痛い、といっても膝のどのあたりが痛いかをよく訊く必要がある。それぞれに用いるべき生薬、方剤が異なるからである。この膝の痛みの部位的な相違と漢方治療については首藤孝夫先生（すどうクリニック（福岡市）院長）の卓見が参考になる。防已黄耆湯をベースにして、大腿四頭筋群が脛骨に付着するあたりの鵞足と言われる部分の痛みに対しては、撲樕が奏効するので、治打撲一方を合方する方がよい。また、膝の裏あたりが突っ張ったように痛む場合は、芍薬を加味する意味で芍薬甘草湯を合方する方がよい。このような知見に瘀血所見があれば駆瘀血剤をうまく兼用して用いれば、膝関節の痛みはエキス剤だけでもかなりの症例で除痛することができる。

7. 癌に伴う痛み

症例1　膀胱癌の再発で陰茎が痛い

　84歳男性。内視鏡を使って経尿道的に膀胱癌を摘出する手術を受けた。6年後、腫瘍が再発、膀胱から陰茎根部に浸潤し、激しい痛みが起きた。通常の痛み止めや、麻薬に類する薬もほとんど効かない。痛みは排尿時に特にひどく、いったん痛みがくると、ベッドで転げ回るほどで、ベッドから落ちることも一度ならずあったという。泌尿器科の主治医は、ペインクリニックでなんとかならないか、

と神経ブロックを要望して紹介来院。

　癌に関連した痛みで、高齢であり、早く痛みを取りたいのは山々であるが、神経ブロックをするにも腫瘍がどこまで浸潤しているか詳しい検査が必要なため、検査入院の予約をして、入院までの間、漢方薬を飲んでいただくことにした。

　漢方的には肝気鬱結を呈しており、局所は「瘀血」の状態と考えられた。病と痛みにさいなまれるストレスから、交感神経が緊張している状態で、腫瘍浸潤部は血液の流れが滞って、痛みの原因の一部になっていると診たのである。

　方剤は肝気を疎通させる四逆散、会陰部の瘀血を取る作用が強い乙字湯の2方剤をいっしょに飲んでもらった。

　4日後に入院し、**MRI**を撮影。仙骨部への浸潤がないことを確かめた上で、仙骨ブロックを局所麻酔薬だけで行った。しかし、入院時にすでに痛みはかなり軽くなっており、ベッドで転げ回ることはなく、排尿時痛もほとんどなくなっていた。仙骨ブロックでほんの少し残っていた痛みも完全になくなったが、しばらくすると、時折痛みが出てくるのでオキシコンチンとモルヒネの水薬を開始したところ、眠気が強く、オキシコンチンの服用は中止した。モルヒネの水薬を痛いときに服用することで、日常生活に支障はなくなり退院。

　癌の痛みとなると、神経を破壊するような激しい神経ブロックを行うことがあるが、漢方を併用すると、それほど強い神経ブロックをしなくてもすんだり、麻薬の量も少なくてすむ可能性がある。

8. 難治性の疼痛

● CRPS に対する漢方治療

　CRPS（Complex Regional Pain Syndrome, 複合性局所疼痛症候群）の病態は複雑で、発症の初期から進展した時期の病態まで種々多様である。漢方的にもそれぞれの時期に対応して、その症例に発言している「証」を捉えて、随症的に処方する以外にない。

以下は筆者の経験に基づく私論であるが、この難治極まる疾患に挑戦する医家の方々の参考になればとの思いから、暴論の誹りを顧みず紹介する。

　筆者は西洋医学的に捉まえられている通り、CRPSの初期の病態のうち、最も主体となるものは交感神経系の異常興奮であると認識している。神経ブロックを中心にあらゆる手段で、自己増幅してゆく交感神経系の活動を抑え込むことが、初期治療の重要な目標である。その点は漢方においても変わらない。漢方外来にCRPSの初期と思われる患者が来院されることはまれであるが、次のような症例を経験した。

症例 1　長引くふくらはぎの痛み

　13歳女児。身長140 cm、体重40 kg。5ヶ月前にバスケットボールの練習中に右のふくらはぎを痛めて、それが時々痛い。2ヶ月前に左のふくらはぎを痛めて、まだずっと痛い。肉離れと思って、安静にしていたが、治らない。整形外科で痛み止めと湿布をもらっているが、まったく改善しない。寝ていても痛い。入浴しても変わらない。足首の背屈で痛みが来る。左下腿前後面、足底にアロディニアがある。ティッシュで軽く触ってもかなり痛い。足先を触ると冷たいが、自覚的に冷感はない。ふくらはぎの太さに左右差なし。

　脈は浮沈中間、緊。舌には特に所見なし。腹は胸脇苦満、腹皮拘急著明。両側に治打撲一方の圧痛。腹診で非常にこそばゆがる（漢方では重要な所見の一つ）。

　CRPSの初期と考えた。硬膜外ブロックの適応を考慮したが、施行するならば入院下に持続的なブロックが望ましいだろうし、症状の進行具合から、まだ余裕があると診た。1週間ほど、漢方治療を行って、効果が得られなければ大学病院への紹介もあり得ることを説明したうえで、治打撲一方5g 合四逆散5g、分2（朝、夜食前）、芍薬甘草湯2.5g、昼食前、兼用とした。1週間後「ちょっと違う。軽くなった。力を入れるときの痛みが減った。むくみは相変わらずある。触っても痛いのも変わらない。VAS 10→8くらい」。同方継続した。1週間後「良くなった。触っても大丈夫になった。雨の降る日がとても悪い。口が乾いてくる」。母親が言うには、「足を触るととても暖かいのにびっくりした」とのこと。

　神経の血虚があると診て、四物湯の方意を入れて、しかも鎮痛を狙う意味で疎

経活血湯を兼用した。疎経活血湯5g、分2（昼食前、眠前）兼用。1週間後「もう大丈夫です。触っても痛くないし、雨が降ったけれど、痛くなかった」。同方を2週間投与して廃薬。

　この症例が果たしてCRPSの初期であったかどうかは疑いの残るところではある。しかし、アロディニアははっきりと存在し、傷めたふくらはぎばかりではなく、足背、足底、下腿前面に及んでいた。冷たさを伴っており、入浴による改善はなかったものの交感神経ブロックの適応はあったと思われる。

　おそらく傷めた筋肉内には容易に解消しない血腫が存在することが予想され、漢方的にはストレスフルな状態（四逆散証）に配慮しつつ、局所の瘀血を駆逐する必要があった。外傷後であり、腹診で治打撲一方の圧痛が著明であったことから、治打撲一方を選択し、四逆散と合方した。芍薬甘草湯を兼用したのは、下腿筋群の緊張を緩和して、四逆散・治打撲一方の効果を助ける意味合いである。幸い効果があり、疼痛は急速に消退した。これで無効であれば、西洋医学的な手法で神経をブロックして鎮痛を図っていたであろう。

　CRPSは受傷直後から激烈な経過を取ることもまれではなく、たとえ発症直後であっても、漢方治療では歯が立たないことが多い。しかし、西洋医学的なペインクリニックが怒涛のようなCRPSの進行を完全に阻止し、治癒方向に転換できるかと言うと、残念ながら必ずしもそうではないと言わざるを得ない。CRPSにおいて自己増幅するように進行する交感神経系の異常興奮の原因はいまだに不明である。ここに示した症例がCRPSであったとすると、この疾患もその進行が比較的緩徐な症例については、漢方的な手法も効果を期待できるのではないだろうか。CRPSこそ東西の医学を綜合して臨むべき疾患であると考える。

● 神経損傷

　外傷による神経損傷の痛みやしびれは西洋医学的にはほとんど手詰まりなものが多くある。次に示す数症例は、西洋医学的な治療の末に外傷後のしびれ感、あるいはしびれを伴う痛みを残したもので、きわめて難治性であった。いわゆる神経の損傷を契機に発症した神経因性疼痛には十味剉散が奏効することが多い。こ

れは稲本善人先生（稲本内科医院（山陽小野田市）院長）の知見からヒントを得て応用を始めた方剤である。以下数症例を紹介する。

症例1　デグロービング損傷後のしびれと痛み

58歳男性。ベルトコンベアーに右腕を巻き込まれて、上腕までのデグロービング損傷を被った。以来、肩から前腕にかけてしびれと痛みが持続している。星状神経節ブロックが効果を示すので、1週間に1回程度継続して、併せて漢方薬を投与していた。3年にわたる治療で、残存するしびれは不治かと思われた頃、十味剉散加味方を使用したところ、しびれと痛みは明らかに改善し、ブロックのための来院がなくなった。リハビリにも意欲的となったためか、筋力が回復し手指の関節可動域も拡大し、ついにはゲートボールのクラブを振れるほどになった。

十味剉散は原典には、「肉脱」すなわち筋肉がやせているような疼痛症例に用いるとされている。すなわち、神経性栄養因子が不足してくる慢性化した神経性の疼痛に応用できるものと考えられる。例えば、長い経過の腰椎症性神経根症で大腿四頭筋が委縮しているようなものが対象となる。この症例はまさに「肉脱」した上肢がしびれ、痛むものであった。

症例2　腕神経叢引き抜き損傷

72歳女性。2年前に交通事故で右腕を巻き込まれ、腕神経叢引き抜き損傷となった。廃絶した右上肢に絶え間なく痛みが襲ってくる。大学病院の麻酔科で星状神経節ブロックや持続硬膜外ブロックを受け、ガバペン® をはじめとする様々な鎮痛性薬物を処方されたが、著効せず、退院を機に紹介受診となった。

疲れはてた印象。舌は痰紫で、薄い白苔を認めた。「なんとかしてくれ」と切々と訴えられる。二便正常。眠られないことが多い。食欲がない。脈は沈弦。腹診上は軽度の胸脇苦満を認めた。陰虚証の少陽病期、肝気鬱結と判断した。局所的には極度の血虚を呈していた。

萎えた肉の紐のように垂れ下がる上肢の状態を「肉脱」と診て十味剉散を処方

し、加えて肝気鬱結の状態と診て加味逍遥散を兼用した。十味剉散は本来煎じ薬で用いるところであるが、入所している施設での煎じができないので、エキス剤を工夫して十味剉散を模倣して用いた。すなわち、大防風湯7g・四物湯2.5g・茯苓飲2.5gの混合エキス剤を分3（食前）に加味逍遥散5gを分2（早朝と3時ごろ）とした。

4週間後「痛み止めは要らなくなった。違ってきました」。辛そうな表情は消えている。以後も同様の処方を続けたが、3ヶ月目頃に来院されなくなった。

この症例は、強い痛みがなかなか去らないことへの怒りを含んだ感情があり、治療を困難にしていた部分があったものと思われる。加味逍遥散を兼用したことも効を奏したのであろう。

症例3 動脈穿刺後のしびれと痛み

72歳女性。狭心症疑いで冠動脈造影を受けた。その際に右の橈骨動脈からカテーテルを挿入して、検査をした。検査終了、抜針後から穿刺部が痛くなった。造影を施行した医師は穿刺による神経損傷を疑い、麻酔科外来に紹介受診となった。

CRPSへの進展を阻止するために、星状神経節ブロックを行い、良好な反応であった。併せて漢方薬を投与した。防已黄耆湯証であったので、防已黄耆湯・四物湯、あるいは疎経活血湯などを用いた。強い自発痛は消退したが、しびれ感と少し動かしただけで痛む痛みは変わらず、3年が経過した。

神経損傷が疑われる疼痛に十味剉散が奏効することを知ったので、煎じ薬で投与した。十味剉散として当帰・川芎・芍薬・熟地黄、白朮を各3g、桂皮・防風を各2g、黄耆1.5g、茯苓5g、白河附子1g。これに上半身に引経するために羌活2g、駆瘀血作用を持たせるために桃仁3gを加味した。

2週間後「少しちがうような気がしないでもない」と微妙な表現であったが、そのまま同方を継続した。その2週間後「だいぶいいですよ。はっきり違います。ちょっと包丁を使っただけでしびれて痛んで困っていたが、そんなことがなくなった」と明らかな効果を認めた。以来、半年間この煎じ薬を使いつづけている。

では、十味剉散はかならず「肉脱」が目に見えるものにしか効果が期待できないかと言うと、そうではない。次の症例は神経因性疼痛の重複とも言えるものである。

症例4 帯状疱疹後神経痛・手術後の異常感覚

　61歳女性。8年前に右後頭部から頭頂部にかけて帯状疱疹に罹患した。発症して3ヶ月後ぐらいから再び痛みが出てきた。以来楽になったことはない。星状神経節ブロックを受けると少し良い。3年前に右手根管症候群で手根管開放術を受けた。以後手、指のしびれがひどくなり、星状神経節ブロックを受けるが半分ぐらいしか効かない。2年前に右甲状腺切除術を受けた。以来、右頸部に抑えられる感じがあり、いつも自分で首の皮膚をひっぱったりしている。これらの症状に対して、星状神経節ブロックを中心とした神経ブロック療法と漢方治療をさまざまに行ってきたが、あまり改善しない。

　第一印象としては訴えが多く、加味逍遥散証かとも思えた。諸症状は雨天で悪化する。脈は沈弦。腹診では軽度の胸脇苦満を認めた。諸症状はすべて末梢神経のなんらかの障害に基づくもので、十味剉散加羌活2g・桃仁3g・香附子3gを処方した。4週間後「手のしびれ、頭の痛み、首の押さえられたような感じ、すべて軽くなった。特に手のしびれがずいぶん減った」。同方継続。4週間後「なんともないこともあります」。同方継続。さらに4週間後「雨の日が少し悪いけれど、煎じ薬を飲みだしてからはほんとに楽になりました。」同方を2ヶ月近く継続して廃薬した。

　この症例のように、なんらかの末梢神経障害に起因すると思われる痛みやしびれ、あるいは異常感覚には十味剉散の方意が適当することがあると思われる。

❖ 本書で使用した漢方処方一覧

煎薬の構成生薬は経験・漢方処方分量集（大塚経節・矢数道明監修：医道の日本社）に準拠。数字はg/日。複数処方の合方は、全処方の構成生薬を含み、共通する生薬は多い方を採用。麻黄：処方集の半量使用。朮：白朮・蒼朮半量づつ使用。附子：炮附子を使用。芍薬：白芍薬を使用。

処方名	構成生薬	出典
●ア行		
安中散（エキス剤）	甘草1, 延胡索3, 良姜0.5, 茴香1.5, 桂皮4, 牡蛎3, 縮砂1	和剤局方
茵蔯五苓散（エキス剤）	猪苓4.5, 沢瀉6, 白朮4.5, 茯苓4.5, 桂枝2.5, 茵蔯蒿4	金匱要略
温清飲（エキス剤）	当帰3, 芍薬3, 地黄3, 川芎3, 黄連1.5, 黄芩1.5, 黄柏1.5, 山梔子1.5	万病回春
越婢加朮湯（煎薬）	麻黄6, 石膏8, 生姜（乾1）, 大棗3, 甘草2, 朮4	金匱要略
越婢加朮湯（エキス剤）	麻黄6, 石膏8, 生姜1, 甘草2, 大棗3, 蒼朮4	金匱要略
黄耆桂枝五物湯（煎薬）	黄耆3, 白芍3, 桂枝3, 生姜6, 大棗3	金匱要略
黄連解毒湯（エキス剤）	黄連2, 黄芩3, 黄柏1.5, 山梔子2	外台秘要
乙字湯（エキス剤）	柴胡5, 黄芩3, 升麻1, 大黄0.5, 甘草2, 当帰6	叢桂亭医事小言
●カ行		
解急蜀椒湯（煎薬）	蜀椒2, 甘草1.5, 乾姜1.5, 人参3, 大棗3, 附子1, 粳米8, 半夏5	漢方治療の実際
葛根加朮附湯（エキス剤）	葛根4, 麻黄3, 桂皮2, 生姜（乾1）, 甘草2, 芍薬2, 大棗3, 蒼朮3, 加工附子0.5	方機
葛根湯（煎薬）	葛根8, 麻黄2, 桂枝3, 生姜（乾1）, 炙甘草2, 芍薬3, 大棗4	傷寒論
葛根湯（エキス剤）	葛根4, 麻黄3, 桂皮2, 生姜2, 甘草2, 芍薬2, 大棗3	傷寒論
加味逍遥散（エキス剤）	柴胡3, 当帰3, 芍薬3, 蒼朮3, 茯苓3, 甘草1.5, 生姜1, 薄荷1, 牡丹皮2, 山梔子2	内科摘要
甘麦大棗湯（煎薬）	大棗6, 甘草5, 小麦20	金匱要略

甘麦大棗湯（エキス剤）	大棗 6，甘草 5，小麦 20	金匱要略
桂姜棗草黄辛附湯（煎薬）	麻黄 2，附子 0.5～1.5，細辛 2，桂枝 3，甘草 2，大棗 3，生姜 3	金匱要略
桂枝加黄耆湯（エキス剤）	桂枝 4，芍薬 4，甘草 2，生姜 4，大棗 4，黄耆 2	金匱要略
桂枝加葛根湯（エキス剤）	葛根 6，桂枝 4，芍薬 4，甘草 2，生姜（乾 1），大棗 4	傷寒論
桂枝加朮附湯（煎薬）	桂枝湯（桂枝 4，芍薬 4，甘草 2，生姜（乾 1），大棗 4）に蒼朮 4，炮附子 1 を加える	吉益東洞
桂枝加朮附湯（エキス剤）	桂皮 4，芍薬 4，大棗 4，生姜 1，蒼朮 4，甘草 2，修治附子末 0.5	吉益東洞
桂枝湯（煎薬）	桂枝 4，白芍 4，甘草 2，生姜 1，大棗 4	傷寒論
桂枝湯（エキス剤）	桂皮 4，芍薬 4，甘草 2，生姜 1.5，大棗 4	傷寒論
桂枝茯苓丸（エキス剤）	桂皮 3，茯苓 3，牡丹皮 3，桃仁 3，芍薬 3	金匱要略
桂枝茯苓丸（料）（煎薬）	桂枝 4，茯苓 4，牡丹皮 4，桃仁 4，芍薬 4	金匱要略
桂枝茯苓丸料加附子（煎薬）	桂枝 4，茯苓 4，牡丹皮 4，桃仁 4，赤芍 4，炮附子 1	
桂枝茯苓丸加薏苡仁（エキス剤）	桂皮 4，茯苓 4，牡丹皮 4，桃仁 4，芍薬 4，薏苡仁 10	日本経験方
桂芍知母湯 （桂枝芍薬知母湯）（煎薬）	桂枝 3，麻黄 3，知母 3，浜防風 3，芍薬 3，甘草 1.5，朮 4，生姜（乾 1），附子 1	金匱要略
桂芍知母湯（エキス剤）	桂皮 3，麻黄 3，知母 3，浜防風 3，芍薬 3，甘草 1.5，白朮 4，生姜 1，加工附子 1	金匱要略
香蘇散（煎剤）	香附子 4，紫蘇葉 2，炙甘草 1.5，陳皮 2，生姜（乾 1）	和剤局方
香蘇散（エキス剤）	香附子 4，蘇葉 2，甘草 1.5，陳皮 2，生姜 1	和剤局方
牛車腎気丸（煎薬）	地黄 5，山薬 3，山茱萸 3，沢瀉 3，茯苓 3，牡丹皮 3，桂枝 1，修治附子（炮附子）1，牛膝 3，車前子 2	済生方
牛車腎気丸（エキス剤）	地黄 5，山薬 3，山茱萸 3，沢瀉 3，茯苓 3，牡丹皮 3，桂枝 1，桂皮 1，牛膝 3，車前子 3，修治附子末 1	済生方
呉茱萸湯（煎薬）	呉茱萸 3，人参 2，大棗 4，生姜（乾 1）	傷寒論
呉茱萸湯（エキス剤）	呉茱萸 3，人参 2，大棗 4，生姜 1.5	傷寒論

五味消毒飲（煎薬）	金銀花15，野菊花6，蒲公英6，紫花地丁6，紫背天葵子6	医宗金鑑
五淋散（煎薬）	白芍2，山梔子2，茯苓6，当帰3，甘草3，黄芩3，地黄3，沢瀉3，木通3，滑石3，車前子3	和剤局方
五淋散（エキス剤）	芍薬2，山梔子2，茯苓6，当帰3，甘草3，黄芩3，地黄3，沢瀉3，木通3，滑石3，車前子3	和剤局方
五苓散（煎薬）	猪苓1.5，沢瀉6，白朮3，茯苓3，桂枝3	傷寒論
五苓散（エキス剤）	猪苓3，沢瀉4，蒼朮3，茯苓3，桂皮1.5	傷寒論
●サ行		
柴胡加竜骨牡蛎湯（煎薬）	柴胡5，黄芩2.5，半夏4，人参2.5，生姜（乾1），大棗2.5，桂枝3，茯苓3，竜骨2.5，牡蛎2.5，大黄1	傷寒論
柴胡加竜骨牡蛎湯（エキス剤）	柴胡5，黄芩2.5，半夏4，人参2.5，生姜（乾1），大棗2.5，桂皮3，茯苓3，竜骨2.5，牡蛎2.5，（大黄含有もあり）	傷寒論
柴胡疎肝湯（煎薬）	当帰3，白芍3，川芎3，熟地黄3，桃仁3，牡丹皮3，柴胡3，桂枝3，陳皮3，枳殻1.5，紅花1.5，甘草1.5，大黄1.5，芒硝1.5	一貫堂
柴苓湯（煎薬）	小柴胡湯（柴胡，黄芩，人参，半夏，炙甘草，生姜，大棗）と五苓散（猪苓，沢瀉，白朮，茯苓，桂枝）の合方	世医得効方
柴苓湯（エキス剤）	柴胡7，黄芩3，人参3，半夏5，甘草2，生姜1，大棗3，猪苓3，沢瀉5，蒼朮3，茯苓3，桂皮2	世医得効方
三黄瀉心湯（エキス剤）	大黄3，黄連3，黄芩3	金匱要略
酸棗仁湯（エキス剤）	酸棗仁10，甘草1，知母3，茯苓5，川芎3	金匱要略
滋陰降火湯（煎薬）	甘草1.5，当帰2.5，芍薬2.5，地黄2.5，天門冬2.5，麦門冬2.5，朮3，陳皮2.5，黄柏1.5，知母1.5	万病回春
滋陰降火湯（エキス剤）	甘草1.5，当帰2.5，芍薬2.5，地黄2.5，天門冬2.5，麦門冬2.5，蒼朮3.0，陳皮2.5，黄柏1.5，知母1.5	万病回春
滋陰至宝湯（エキス剤）	当帰3，芍薬3，白朮3，茯苓3，陳皮3，知母3，貝母2，香附子3，地骨皮3，麦門冬3，柴胡3，甘草1，薄荷1	万病回春

四逆散（煎薬）	炙甘草 1.5，枳実 2，柴胡 5，白芍 4	傷寒論
四逆散（エキス剤）	甘草 1.5，枳実 2，柴胡 5，芍薬 4	傷寒論
四物湯（煎薬）	当帰 4，川芎 4，芍薬 4，地黄 4	和剤局方
四物湯（エキス剤）	当帰 3，川芎 3，芍薬 3，地黄 3	和剤局方
芍甘黄辛附湯（煎薬）	芍薬甘草湯（芍薬，甘草）と大黄附子湯（大黄，細辛，附子）の合方	勿誤薬室方函口訣
芍薬甘草湯（エキス剤）	甘草 6，芍薬 6	傷寒論
十全大補湯（煎薬）	人参 2.5，朮 4，茯苓 3.5，熟地黄 3.5，当帰 3.5，白芍 3，川芎 3，甘草 1，黄耆 2.5，桂枝 3	和剤局方
十全大補湯（エキス剤）	人参 3，蒼朮 3，茯苓 3，地黄 3，当帰 3，芍薬 3，川芎 3，甘草 1.5，黄耆 3，桂皮 3	和剤局方
十味剉散（煎薬）	当帰 3，川芎 3，芍薬 3，熟地黄 3，白朮（あるいは蒼朮）3，桂皮 2，防風 2，黄耆 1.5，茯苓 5，白河附子 1	葉氏録験方
小柴胡湯（煎薬）	柴胡 7，半夏 5，生姜（乾 1），黄芩 3，大棗 3，人参 3，甘草 2	傷寒論
小柴胡湯（エキス剤）	柴胡 7，半夏 5，生姜（乾 1），黄芩 3，大棗 3，人参 3，甘草 2，	傷寒論
小柴胡湯合桂枝茯苓丸料	小柴胡湯＋桂枝茯苓丸料	
小青竜湯（煎薬）	麻黄 3，桂枝 3，乾姜 3，炙甘草 3，細辛 3，製半夏 6，白芍 3，五味子 3	傷寒論
小青竜湯（エキス剤）	麻黄 3，桂皮 3，乾姜 3，甘草 3，細辛 3，半夏 6，芍薬 3，五味子 3	傷寒論
生脈散（煎薬）	人参 9，麦門冬 9，五味子 6	内外傷弁惑論
真武湯（煎薬）	茯苓 5，白芍 3，生姜（乾 1），朮 3，附子 1	傷寒論
真武湯（エキス剤）	茯苓 4，芍薬 3，生姜 1.5，蒼朮 3，修治附子末 0.5	傷寒論
清暑益気湯（煎薬）	黄耆 6，蒼朮 3，升麻 3，人参 1.5，神麹 3，陳皮 1.5，白朮 3，麦門冬 3，当帰 1，炙甘草 1，青皮 1，黄柏 3，葛根 3，沢瀉 3，五味子 3	脾胃論
清暑益気湯（エキス剤）	黄耆 3，蒼朮 3.5，人参 3.5，陳皮 3，麦門冬 3.5，当帰 3，甘草 1，黄柏 1，五味子 1	医学六要
清熱補気湯（煎剤）	人参 3，当帰 3，芍薬 3，麦門冬 3，朮 3.5，茯苓 3.5，升麻 1，五味子 1，玄参 1，甘草 1	証治準縄

川芎茶調散（エキス剤）	香附子 4，川芎 3，荊芥 2，白芷 2，羌活 2，甘草 1.5，防風 2，薄荷 2，茶葉 1.5	和剤局方
疎経活血湯（煎薬）	当帰 2，地黄 2，蒼朮 2，川芎 2，桃仁 2，茯苓 2，芍薬 2.5，牛膝 1.5，威霊仙 1.5，防已 1.5，羌活 1.5，防風 1.5，竜胆 1.5，陳皮 1.5，生姜（乾 1），白芷 1，甘草 1	万病回春
疎経活血湯（エキス剤）	当帰 2，地黄 2，蒼朮 2，川芎 2，桃仁 2，茯苓 2，芍薬 2.5，牛膝 1.5，威霊仙 1.5，防已 1.5，羌活 1.5，防風 1.5，竜胆 1.5，陳皮 1.5，生姜 0.5，白芷 1，甘草 1	万病回春

●タ行

大黄牡丹皮湯（エキス剤）	大黄 2，牡丹皮 4，桃仁 4，冬瓜仁 6，芒硝 1.8	金匱要略
大柴胡湯（エキス剤）	柴胡 6，黄芩 3，芍薬 3，半夏 4，生姜 1，枳実 2，大棗 3，大黄 1	傷寒論
大防風湯（煎薬）	熟地黄 3，防風 3，杜仲 3，当帰 3，川芎 2，白芍 3，朮 3，黄耆 3，羌活 1.5，牛膝 1.5，人参 1.5，甘草 1.5，大棗 1.5，生姜（乾 1），附子 1	和剤局方
大防風湯（エキス剤）	地黄 3，防風 3，杜仲 3，当帰 3，川芎 2，芍薬 3，蒼朮 3，黄耆 3，羌活 1.5，牛膝 1.5，人参 1.5，甘草 1.5，大棗 1.5，乾姜 1，修治附子末 1	和剤局方
治打撲一方（煎薬）	川骨 3，桜皮 3，川芎 3，桂枝 3，大黄 1，丁香 1，甘草 1.5	香川修庵
治打撲一方（エキス剤）	川骨 3，樸樕 3，川芎 3，桂皮 3，大黄 1，丁子 1，甘草 1.5	香川修庵
調胃承気湯（エキス剤）	大黄 2，芒硝 0.5，甘草 1	傷寒論
釣藤散（煎薬）	釣藤鈎 3，橘皮 3，半夏 3，麦門冬 3，茯苓 3，人参 2，菊花 2，防風 2，甘草 1，石膏 5，生姜（乾 1）	普済本事方
釣藤散（エキス剤）	釣藤鈎 3，陳皮 3，半夏 3，麦門冬 3，茯苓 3，人参 2，菊花 2，防風 2，甘草 1，石膏 5，生姜 1	普済本事方
猪苓湯（煎薬）	猪苓 3，茯苓 3，滑石 3，沢瀉 3，阿膠 3	傷寒論
猪苓湯（エキス剤）	猪苓 3，茯苓 3，滑石 3，沢瀉 3，阿膠 3	傷寒論
通導散（煎薬）	大黄 3，芒硝 1.8，枳殻 3，厚朴 2，当帰 3，陳皮 2，木通 2，紅花 2，蘇木 2，甘草 2	万病回春

通導散（エキス剤）	大黄 3，芒硝 1.8，枳実 3，厚朴 2，当帰 3，陳皮 2，木通 2，紅花 2，蘇木 2，甘草 2	万病回春
抵当湯（煎薬）	水蛭 1，虻虫 1，桃仁 1，大黄 3	傷寒論
桃核承気湯（煎薬）	桃仁 5，大黄 3，桂枝 4，炙甘草 1.5，芒硝 2	傷寒論
桃核承気湯（エキス剤）	桃仁 5，大黄 3，桂皮 4，甘草 1.5，芒硝 0.9	傷寒論
当帰飲子（エキス剤）	当帰 5，地黄 4，芍薬 3，何首烏 2，荊芥 1.5，防風 3，蒺藜子 3，甘草 1，川芎 3，黄耆 1.5	済生方
当帰四逆加呉茱萸生姜湯（煎薬）	当帰 3，桂枝 3，芍薬 3，細辛 2，呉茱萸 2，甘草 2，木通 3，大棗 5，生姜（乾 1）	傷寒論
当帰四逆加呉茱萸生姜湯（エキス剤）	当帰 3，桂皮 3，芍薬 3，細辛 2，呉茱萸 2，甘草 2，木通 3，大棗 5，生姜（乾 1）	傷寒論
当帰芍薬散（煎薬）	当帰 3，白芍 4，茯苓 4，朮 4，沢瀉 4，川芎 3	金匱要略
当帰芍薬散（エキス剤）	当帰 3，芍薬 4，茯苓 4，蒼朮 4，沢瀉 4，川芎 3	金匱要略

●ナ行

二朮湯（煎薬）	蒼朮 4.5，白朮 3，天南星 3，陳皮 3，茯苓 3，香附子 3，黄芩 3，威霊仙 3，羌活 3，甘草 3，姜半夏 6，生姜 1	万病回春
二朮湯（エキス剤）	蒼朮 3，白朮 2.5，天南星 2.5，陳皮 2.5，茯苓 2.5，香附子 2.5，黄芩 2.5，威霊仙 2.5，和羌活 2.5，半夏 4，甘草 1，生姜 1，	万病回春

●ハ行

排膿散及湯（煎薬）	桔梗 4，大棗 3，芍薬 3，甘草 3，枳実 3，生姜（乾 1）	金匱要略
排膿散及湯（エキス剤）	桔梗 4，大棗 3，芍薬 3，甘草 3，枳実 3，生姜 1	金匱要略
麦門冬湯（煎薬）	麦門冬 15，半夏 4.5，人参 9，甘草 3，粳米 15，大棗 3	金匱要略
麦門冬湯（エキス剤）	麦門冬 10，半夏 5，人参 2，粳米 5，甘草 2，大棗 3	金匱要略
八味丸 ⇒ 八味地黄丸		
八味地黄丸（料）（煎薬）（八味地黄湯）	地黄 5，山薬 3，山茱萸 3，沢瀉 3，茯苓 3，牡丹皮 3，桂枝 1，炮附子 1	金匱要略
八味地黄丸（エキス剤）	地黄 6，山薬 3，山茱萸 3，沢瀉 3，茯苓 3，牡丹皮 2.5，桂皮 1，修治附子末 0.5	金匱要略

八味地黄湯（煎薬） 　⇒八味地黄丸（料）		
半夏厚朴湯（煎薬）	半夏 6，厚朴 3，茯苓 5，生姜（乾 1）， 紫蘇葉 2	金匱要略
半夏厚朴湯（エキス剤）	半夏 6，厚朴 3，茯苓 5，生姜 1，蘇葉 2	金匱要略
半夏瀉心湯（煎薬）	半夏 5，黄芩 2.5，乾姜 2.5，人参 2.5，甘草 2.5， 黄連 1，大棗 2.5	傷寒論
半夏瀉心湯（エキス剤）	半夏 5，黄芩 2.5，乾姜 2.5，人参 2.5，甘草 2.5， 黄連 1，大棗 2.5	傷寒論
半夏白朮天麻湯（煎薬）	製半夏 3，天麻 2，茯苓 3，陳皮 3，蒼朮 3， 白朮 3，生姜（乾）0.5，乾姜 0.5，麦芽 2， 神麴 2，黄耆 1.5，人参 1.5，沢瀉 1.5，黄柏 1	脾胃論
半夏白朮天麻湯 （エキス剤）	半夏 3，天麻 2，茯苓 3，陳皮 3，白朮 3， 生姜 0.5，乾姜 1，麦芽 2，黄耆 1.5，人参 1.5， 沢瀉 1.5，黄柏 1	脾胃論
茯苓飲（エキス剤）	茯苓 5，人参 3，蒼朮 4，枳実 1.5，陳皮 3， 生姜 1	金匱要略
附子人参湯 　⇒附子理中湯		
附子理中湯（エキス剤）	人参 3，乾姜 3，白朮 3，甘草 3，加工附子 1	和剤局方
平胃散（エキス剤）	蒼朮 4，厚朴 3，陳皮 3，甘草 1，大棗 2， 生姜 0.5	和剤局方
防已黄耆湯（煎薬）	防已 5，黄耆 5，朮 3，生姜（乾 1），大棗 3， 甘草 1.5	金匱要略
防已黄耆湯（エキス剤）	防已 5，黄耆 5，蒼朮 3，生姜 1，大棗 3， 甘草 1.5	金匱要略
補中益気湯（煎薬）	黄耆 4，甘草 1.5，人参 4，当帰 3，陳皮 2， 升麻 0.5，柴胡 1，朮 4，大棗 2，乾姜 0.5	脾胃論
補中益気湯（エキス剤）	黄耆 4，甘草 1.5，人参 4，当帰 3，陳皮 2， 升麻 1，柴胡 2，蒼朮 4，大棗 2，生姜 0.5	脾胃論
補陽還五湯（煎薬）	黄耆 10，当帰 4，芍薬 3.5，川芎 3.5，桃仁 4， 紅花 2.5，地竜 1.5	医林改錯
●マ行		
麻黄湯（エキス剤）	麻黄 5，桂皮 4，杏仁 5，甘草 1.5	傷寒論
麻黄附子細辛湯（煎薬）	麻黄 4，細辛 3，附子 1	傷寒論

麻黄附子細辛湯（エキス剤）	麻黄 4，細辛 3，修治附子末 1	傷寒論
麻杏薏甘湯（エキス剤）	麻黄 4，甘草 2，薏苡仁 10，杏仁 3	金匱要略
麻子仁丸	麻子仁 500，杏仁 250，枳実 250，大黄 250，厚朴 250，白芍 250	傷寒論
麻子仁丸（エキス剤）	麻子仁 5，杏仁 2，枳実 2，大黄 4，厚朴 2，芍薬 2	傷寒論
●ヤ行		
薏苡仁湯（煎薬）	当帰 4，白芍 3，薏苡仁 8，麻黄 4，桂枝 3，甘草 2，朮 4	明医指掌
薏苡仁湯（エキス剤）	当帰 4，芍薬 3，薏苡仁 8，麻黄 4，桂皮 3，甘草 2，蒼朮 4	明医指掌
抑肝散（煎薬）	柴胡 2，甘草 1.5，当帰 3，朮 4，茯苓 4，釣藤鈎 3，川芎 3	保嬰撮要
抑肝散（エキス剤）	柴胡 2，甘草 1.5，当帰 3，蒼朮 4，茯苓 4，釣藤鈎 3，川芎 3	保嬰撮要
●ラ行		
六君子湯（煎薬）	人参 4，白朮 4，茯苓 4，半夏 4，陳皮 2，甘草 1，生姜（乾）0.5，大棗 2	医学正伝
六君子湯（エキス剤）	人参 4，蒼朮 4，茯苓 4，半夏 4，陳皮 2，甘草 1，生姜 0.5，大棗 2	医学正伝
竜胆瀉肝湯（煎薬）	竜胆草 2，黄連 1.2，黄芩 1.2，黄柏 1.2，山梔子 1.2，連翹 1.2，薄荷 1.2，防風 1.2，当帰 1.2，川芎 1.2，芍薬 1.2，地黄 1.2，車前子 1.2，沢瀉 2，木通 1.2	一貫堂
竜胆瀉肝湯（エキス剤）	竜胆 1，黄芩 3，山梔子 1，当帰 5，地黄 5，車前子 3，沢瀉 3，木通 5，甘草 1	医宗金鑑
苓姜朮甘湯（エキス剤）	乾姜 3，茯苓 6，白朮 3，甘草 2	金匱要略
苓桂朮甘湯（エキス剤）	茯苓 6，桂皮 4，蒼朮 3，甘草 2	金匱要略
六味丸（煎薬）	地黄 5，山茱萸 3，山薬 3，沢瀉 3，茯苓 3，牡丹皮 3	小児薬証直訣
六味丸（エキス剤）	地黄 5，山茱萸 3，山薬 3，沢瀉 3，茯苓 3，牡丹皮 3	小児薬証直訣
六味地黄丸 ⇒ 六味丸		

●欧語	
WTMCGEPP（煎剤）	藤茎（W）3，菱の実（芡実）（T）3，肉豆蔲（M）3，薏苡仁（C）6，霊芝（G）4，梅寄生（E）3，オタネニンジン 3，石榴皮 3（数字は生薬乾燥重量 g／日）
WTMCGEPP(エキス剤)	藤茎（W）0.38，菱の実（芡実）（T）0.38，肉豆蔲（M）0.38，薏苡仁（C）0.75，霊芝（G）0.75，梅寄生（E）0.38，オタネニンジン（P）0.3，石榴皮（P）0.38（数字は生薬エキス乾燥重量 g/dose）
WTTC（煎剤）	藤瘤 2，菱の実（芡実）2，訶子 2，薏苡仁 2（等量混合，量は適宜）
WTTCGE（煎剤）	WTTC ＋ 霊芝 4，梅寄生 2

●索引

●欧字

A
ASO…49, 61

C
CRPS…99

G
GOTS…57

H
HSV…24, 43
HSV-1型…45
HSV-2型…44

N
NK細胞活性…37
NSAIDs…2, 58, 60, 68, 77, 78

P
Pain Vision…97
PHN…36, 37, 39

V
VDS…38
VZV…44

W
WTMCGEPP…32, 37, 38, 39, 44, 45
WTTC…24, 37, 44
WTTCGE…24, 45

●かな

あ
阿膠…42
悪夢…20
アシクロビル…45
足腰がだるい…24
足先が冷える…24
汗かき…72, 75, 89
アダラート…64
あちこちに移動する痛み…8
暑がり…72
アムロジン…82
アロディニア…77, 79
安中散…20, 22, 34, 46, 54, 105

い
胃陰虚…22
痛み…1, 3
痛みの兼証…6
痛みの特徴…6
痛みの病歴…5
痛みの部位…5
痛みの誘因…5
痛む時間…6
痛む部位が固定…47
痛めば則ち通ぜず…2
一過性意識消失…19
一貫堂…20, 21
胃内停水…76
犬山椒…36
胃もたれ…20, 24
胃陽虚…22, 23
威霊仙…31, 46
陰虚…20, 21
陰虚内熱…20, 21
茵蔯五苓散…77, 78, 105
咽喉頭…25
陰不足…23
陰部の痛み…44

う
茴香…24
うつ…19
鬱…19
うつ傾向…22
温清飲…55, 78, 79, 105

え
営…23
営血…23
疫毒…3
越婢加朮湯…30, 36, 77, 97, 105
越婢加朮湯合防已黄耆湯…31
越婢加朮附湯…67
延胡索…20

お
黄耆…8, 12, 13, 18, 24, 30, 50
黄耆桂枝五物湯…19, 105
黄芩…20, 42, 44
黄柏…20
黄連…20
黄連解毒湯…77, 78, 105
オーダーメイドの治療…2
オキシコンチン…99
瘀血…17, 20, 22, 30, 85
オタネニンジン…37
乙字湯…99, 105
重い感じの慢性頭痛…13
温胃…10, 11, 22
温経通脈…11, 30, 46
温腎…46, 51
温腎陽…30
温性漢方薬…7
温中…47
温通…30
温通経脈…10, 16, 28, 46, 47
温補…78
温陽…47

か
火…3
外因…3
解急蜀椒湯…42, 43, 105
桂枝加朮附湯…30, 32, 36, 46, 47, 67, 68, 69, 71, 79, 80, 88, 95, 106
外傷後の頸椎症…70
外傷による痛み…4
鶴膝風…29
加工ブシ末…19
訶子…37
下肢の痛み…49
火傷…4
ガス…22, 24
風邪の初期…27
下腿静脈瘤…90

肩…66
肩凝り…27
肩の痛み…75
活血…16, 20, 31, 46, 47
活血通絡…49
葛根…27, 30
葛根加朮附湯…70, 81, 105
葛根湯…10, 11, 26, 27, 30, 46, 54, 105
過度の飲食…4
ガバペン…102
下腹部圧痛…40
カマグ…82
蝦蟇腹…73, 97
加味逍遥散…19, 20, 23, 31, 44, 60, 68, 69, 74, 75, 82, 83, 94, 103, 105
空咳…26
身体を温める漢方薬…2
寒…3
肝陰虚…17
肝鬱…19
肝気…69, 72, 75
肝気鬱結…58, 59, 60, 68, 74, 75, 93, 94
乾姜…20, 42, 47
肝経…14, 17, 40
肝血不足…17
寒邪…3, 46
癌手術後…52
寒性漢方薬…7
乾咳…66
関節炎…33
関節が変形…68
関節がむくむ…30
関節の炎症…68
関節ブロック…57
関節リウマチ…29
眼帯状疱疹…38
甘麦大棗湯…20, 23, 105, 106
肝脾不和…51, 52
漢方的診断…5
顔面の激痛…54

寒冷刺激…7

き

気…4, 8, 12, 61
気逆…83
桔梗…26
気虚血瘀…12
気虚証…6
菊花…44
気・血…2
気血…4, 9
気・血・水…57, 66, 74, 75
気剤…8
義歯…24
枳実…26
気滞証…6
ぎっくり腰…46
気の異常…90
急性頭痛…10
急性痛…1
急性の腰痛…87
急性腹症…40
恐…4
驚…4
羌活…46
胸脇苦満…58, 59, 60, 62, 64, 65, 66, 67, 72, 73, 74, 75, 79, 82, 90, 97
胸脇痛…78
鏡面舌…22
虚弱な人の頭痛…12
虚証…5, 46, 67
虚痛…5
金銀花…44

く

駆瘀血…31, 46, 47
駆瘀血剤…49, 82
駆瘀血薬…7
頸…66

け

荊芥連翹湯…21
桂姜棗草黄辛附湯…93, 106
桂枝…10, 16, 30, 34, 46, 47
桂枝加黄耆湯…106

桂枝加葛根湯…10, 27, 46, 106
桂枝加朮附湯…30, 36
桂枝加朮附湯合越婢加朮湯…32
桂枝芍薬知母湯…106
桂枝湯…10, 11, 46, 93, 106
桂枝茯苓丸…15, 16, 17, 18, 30, 31, 33, 34, 40, 46, 47, 49, 55, 67, 74, 75, 85, 87, 88, 90, 91, 94, 95, 96, 106, 108
桂枝茯苓丸加附子…30
桂枝茯苓丸加薏苡仁…74, 75, 94, 95, 96, 106
桂枝茯苓丸（料）…106
桂枝茯苓丸料…18
桂枝茯苓丸料加附子…106
桂芍知母湯…30, 106
頸髄の損傷…70
頸椎症…58, 60
頸椎症性神経根症…71, 72, 75
頸椎の関節症…58
頸椎癒着…75
桂皮…20, 28, 30
経絡…9, 10, 13
解鬱剤…82
血瘀…16, 47
月経…16, 40
月経困難症…22
月経前症候群…82
月経痛…82
血腫…101
ゲップ…24
血脈…23
血流うっ滞…20, 40
血流障害…7
解熱消炎…20
牽引痛…48
芡実…37, 38
兼証…6
腱鞘炎…66, 69
肩部痛…27
弦脈…59

こ

抗ウイルス薬 … 36, 44, 77, 78
紅花 … 18, 34, 50
口渇 … 7
行気止痛 … 46
抗凝固剤 … 86
紅舌 … 22
香蘇散 … 78, 80, 82, 106
後天の精 … 21
口内乾燥感 … 22
項背部が凝る … 27
香附子 … 78
厚朴 … 24
硬膜外ブロック … 86, 93
紅無苔 … 22
高良姜 … 20
牛膝 … 30, 31, 51
牛膝エキス … 51
腰の痛み … 46
牛車腎気丸 … 46, 106
呉茱萸 … 7, 47
呉茱萸湯 … 15, 16, 65, 66, 75, 76, 106
五臓 … 21
骨粗鬆症 … 35, 46
五味消毒飲 … 44, 107
こむらがえり … 52
五淋散 … 42, 107
ゴルフ肘 … 28, 29
五苓散 … 13, 14, 15, 16, 17, 37, 67, 83, 84, 85, 107
五霊脂 … 52
根性痛 … 86, 90

さ

柴胡 … 12, 14, 17, 20
柴胡加竜骨牡蛎湯 … 14, 15, 62, 67, 68, 90, 91, 97, 107
柴胡剤 … 8, 72
柴胡清肝湯 … 21
柴胡疏肝湯 … 78, 82, 107
細辛 … 36, 47
柴苓湯 … 36, 107

石榴皮 … 37
坐骨神経痛 … 51
寒がり … 22, 24
寒がる … 30
三黄瀉心湯 … 62, 107
散寒解表 … 10, 11
山梔子 … 20, 42, 44
山茱萸 … 20, 28, 46
酸棗仁湯 … 107
山薬 … 46

し

思 … 4
滋陰降火湯 … 20, 22, 78, 79, 80, 107
滋陰至宝湯 … 66, 107
シェーグレン症候群 … 35
地黄 … 12, 20, 28, 30, 31, 42, 46
紫花地丁 … 44
四逆散 … 31, 44, 58, 72, 73, 74, 82, 99, 100, 101, 108
止血 … 42
四肢が痛む … 30
滋潤剤 … 78
刺傷 … 4
持続硬膜外ブロック … 102
紫蘇葉 … 24, 78
七情 … 4
湿 … 3
膝関節炎 … 33
湿邪 … 4, 13
実証 … 5, 46
湿滞 … 46
実痛 … 5
湿度 … 4
紫背天葵子 … 44
自発痛 … 78
四物湯 … 42, 71, 78, 79, 80, 82, 100, 103, 108
炙甘草 … 24
邪気 … 3
芍甘黄辛附湯 … 92, 108
芍薬 … 20, 27, 31, 40, 42, 98

芍薬甘草湯 … 52, 87, 91, 92, 93, 98, 100, 101, 108
瀉下剤 … 90
車前子 … 20, 42, 44
䗪虫 … 49
柔肝 … 17
十全大補湯 … 12, 13, 37, 108
十味剉散 … 101, 102, 103, 104, 108
縮砂 … 24
縮尿 … 46, 47
手根管症候群 … 104
朮 … 16, 30
暑 … 3
小茴香 … 20
消炎鎮痛薬 … 3
生姜 … 10, 47
小柴胡湯 … 17, 31, 40, 51, 79, 108
小柴胡湯加桂枝茯苓丸 … 40
小柴胡湯合桂枝茯苓丸料 … 18, 31, 32, 55, 108
上肢の痛み … 66
蜀椒 … 42
小青竜湯 … 40, 108
焦燥 … 20
小麦 … 20
小腹急結 … 83, 85
小腹硬満 … 97
小腹不仁 … 63, 64
升麻 … 12
生脈散 … 108
食事の不摂生 … 4
食欲不振 … 22
除湿 … 31, 46, 47
除湿補脾気 … 13
除湿利尿 … 30
自律神経失調症 … 61
地竜 … 18, 50
心 … 23
腎 … 21, 30, 46
心因性の痛み … 8
心下痞 … 64, 65, 79, 90, 97

心下痞結…20
腎虚…46, 62
腎経…28, 40
神経因性疼痛…101
神経根症…93
神経損傷…101
神経ブロック…57, 77, 86
心・腎陰虚…23
振水音…76
身体的，精神的ストレス…4
真武湯…34, 40, 41, 46, 108
神明…23
腎陽…21
腎陽虚…20, 21, 41
腎陽不足…20

す
水滞…83, 85
水蛭…49
水痘…36
水毒…83, 97
水毒証…71, 72, 75
水分…13
水疱帯状疱疹ウイルス…44
頭痛…57
ストレス…14, 40, 92
頭帽感…63

せ
精…21
性器ヘルペス…43, 44
星状神経節ブロック…57, 102, 103, 104
清暑益気湯…108
生津…25
清熱…20, 77
清熱剤…77, 78
清熱補気湯…22, 108
生理痛…17, 40
生理不順…17
赤芍薬…18, 50
脊柱管狭窄症…92
脊椎圧迫骨折…35
舌下静脈怒張…22
石膏…7, 30, 67, 98

舌診…22
舌痛…19
セデス…63
疝気症候群…61
川芎…12, 14, 17, 18, 20, 28, 30, 31, 34, 46, 50, 60
川芎茶調散…60, 109
川骨…28, 34
仙骨ブロック…99
疝痛…60
先天の精…21

そ
燥…3
造血…12
蒼朮…24, 30, 31, 83
疏肝…15
疏肝解鬱…20, 23, 31
疎肝解鬱…60
疏肝疎通…14, 15
疎経活血湯…30, 31, 46, 47, 48, 49, 71, 98, 100, 103, 109
疎経活血湯加附子…31
ゾビラックス…45
蘇木…34

た
体液の分布異常…7
大黄…28, 34
大黄甘草湯…65
大黄牡丹皮湯…96, 109
大後頭三叉神経症候群…57
大柴胡湯…62, 64, 65, 75, 79, 109
帯状ヘルペス…36
帯状疱疹…36, 76, 79
帯状疱疹後神経痛…37, 76, 78, 80
帯状疱疹後疼痛…37
対症療法…2
大棗…20
大防風湯…30, 103, 109
唾液分泌…22
沢瀉…13, 16, 20, 42, 44, 46

多発性脳梗塞…50
打撲…4, 33, 89
湿痰…24
単純ヘルペス…24
単純ヘルペスウイルス…43
胆石症…76

ち
治打撲一方…27, 28, 29, 32, 33, 34, 35, 36, 58, 60, 70, 75, 87, 88, 89, 90, 91, 93, 94, 95, 97, 100, 101, 109
知母…7, 20, 30
調胃承気湯…79, 109
丁香…28, 34
釣藤鈎…14
釣藤散…14, 64, 65, 109
猪苓…16, 42
猪苓湯…42, 43, 109
猪苓湯加四物湯合解急蜀椒湯…42
猪苓湯合解急蜀椒湯…43
陳皮…25, 46, 78
沈脈…59

つ
椎間板ヘルニア…86
通ぜば則ち痛まず…2
痛則不通…2
通則不痛…2
通導散…21, 31, 33, 34, 46, 47, 49, 96, 109
通絡…50

て
手足が冷たい…22
抵当湯…49, 110
デグロービング損傷…102
テニス肘…28
デパス…63
デュケルバン腱鞘炎…66, 67
田七…27, 51, 52
天麻…13
天門冬…20
転落…89

と
怒…4
桃核承気湯…31, 33, 34, 46, 47, 49, 83, 85, 90, 110
当帰…7, 8, 12, 17, 18, 20, 30, 31, 42, 46, 47, 50
当帰飲子…81, 110
当帰四逆加呉茱萸生姜湯…36, 46, 47, 48, 49, 60, 61, 110
当帰芍薬散…17, 40, 67, 91, 92, 110
党参…24
桃仁…16, 18, 30, 31, 34, 46, 47, 50
藤瘤…37
杜仲…30
トリプタノール…81

な
内熱証…6
難病…53

に
肉豆蔻…24, 37, 38
肉脱…102
二朮湯…71, 73, 110
日光に当たると起こる頭痛…17
乳癌…23
乳香…52
尿量異常…7
尿路結石…41
人参…8, 12, 13, 20, 30, 37, 41
人参湯…40

ね
寝違い…27
熱感…22
眠りが浅い…20
捻挫…4, 33

の
脳血管障害後遺症…18
脳循環改善剤…65
脳動脈硬化…18

は
ノルトリプチリン…79

は
バイアスピリン…64
梅核気…25
梅寄生…24
排膿散及湯…26, 110
パキシル…65
麦門冬…20
麦門冬湯…20, 25, 26, 78, 80, 81, 82, 110
働き過ぎ…4
八味丸…51, 110
八味地黄丸…20, 22, 28, 29, 33, 34, 35, 36, 39, 41, 42, 46, 50, 51, 63, 64, 79, 81, 110
八味地黄湯…32, 110, 111
八味地黄湯合防已黄耆湯…32
薄荷…20
発汗…30
バラシクロビル…36, 44
ハルシオン…63
バルトレックス…36, 44
半夏…13, 20, 24
半夏厚朴湯…24, 25, 26, 111
半夏瀉心湯…20, 23, 34, 36, 54, 111
半夏白朮天麻湯…13, 14, 111
半身麻痺…18

ひ
悲…4
脾陰虚…22
冷え…2, 40, 46, 60, 92
冷え性…40
皮下出血…51
脾気虚…20, 22
引きこもり…91
脾虚…46, 51, 83, 84
膝の痛み…95
菱の実…37, 38
微小循環障害…7
脾腎の冷え…41

脾腎両虚…41
非ステロイド性抗炎症薬…2
非ステロイド性消炎鎮痛剤…58
白芷…31
白芍…17
白芍薬…12, 17, 30, 47
白朮…13, 20, 24, 30, 40, 41, 47, 83
表証…6
疲労…4
ピロリ除菌…23

ふ
風…3
風邪…3
不栄即痛…78
不規則な食事…4
複合性局所疼痛症候群…99
腹証…6
腹診…6
腹部大動脈の動悸…67
茯苓…13, 16, 20, 24, 31, 40, 42, 46, 47
茯苓飲…103, 111
腹力中間…70
附子…7, 28, 30, 40, 42, 46, 47
藤茎…37, 38
附子人参湯…111
附子末…73, 75
附子理中湯…34, 40, 41, 46, 111
不通即痛…78
不眠…63
ふらつき…18
プロゲステロン…82
ブロック…57

へ
平胃散…54, 111
閉塞性動脈硬化症…49, 61
ヘルペス…36
ヘルペス関連痛…36, 39

ヘルペス後神経痛…36, 37, 39
変形性関節症…33
変形性膝関節症…95
変形性脊椎症…93
変形性腰椎症…90
偏頭痛…15
便秘…22, 49

ほ
補陰…20, 46
防已…30, 31, 46
防已黄耆湯…30, 72, 73, 75, 89, 95, 96, 97, 98, 103, 111
膀胱癌…98
方剤…74
防風…30, 31, 46
防風通聖散…21
補気…12, 30, 50, 77
補気剤…78
撲樕…34, 98
補血…12, 30, 31, 42, 47
補血活血…47
補血剤…77
補血補陰…20
蒲公英…44
補剤…8
補腎陽薬…50
牡丹皮…16, 20, 28, 30, 34, 46, 47, 74
補中益気湯…12, 37, 39, 50, 55, 81, 111
補脾…30
補脾気…13, 20, 46, 47
蒲黄末…52
補陽…47
補陽還五湯…18, 19, 49, 50, 51, 111
牡蛎…14

ま
麻黄…10, 30, 46, 98
麻黄湯…46, 111
麻黄附子細辛湯…36, 91, 92, 93, 111
麻杏薏甘湯…36, 112
麻子仁丸…112
慢性頭痛…12
慢性痛…1, 2
慢性的な痛み…1
慢性疲労…4
慢性腰痛…46

み
脈が沈弦…59
脈候は沈実…93
脈は弱、数…76
脈は沈弦…58, 102, 104
脈は沈細…79, 80
脈は沈細弱…91
脈は沈実…62, 65, 72, 87, 90, 93
脈は沈弱…88
脈は浮沈中間…63, 70
脈は浮沈中間、緊…100
脈はやや沈、細…83
脈はやや沈細弦…84

む
むくみ…7, 16, 30, 72, 83
無苔…22
胸焼け…24

め
メチコバール…81
メニエール症候群…13
めまい…18

も
木通…42, 44
没薬…52
森道伯…21
モルヒネ…52, 99

ゆ
憂…4

よ
腰下肢痛…86, 89, 90
陽虚…23
腰痛…35, 46, 87
薏苡仁…30, 37
薏苡仁湯…30, 112
抑肝散…14, 15, 112
夜泣き…20

り
リウマチ…30
理気…20, 24, 25
理気剤…77
利湿…20, 31
利水薬…8
六君子湯…20, 22, 34, 46, 83, 84, 112
立腹…14
利尿…13, 30, 31, 47
利尿排出…20
竜骨…14
竜胆…20, 44
竜胆瀉肝湯…20, 21, 22, 44, 112
苓姜朮甘湯…46, 47, 112
苓桂朮甘湯…83, 84, 112

れ
冷感…18
霊芝…24
裂紋…23
レンドルミン…82

ろ
六味丸…20, 23, 78, 79, 80, 81, 82, 112
六味地黄丸…20, 112

わ
和胃理気…25
腕神経叢引き抜き損傷…102

【監修者】

土方 康世
　東洋堂土方医院

世良田 和幸
　昭和大学横浜市北部病院

今日から実践　痛みの漢方治療　　ISBN978-4-263-73118-5

2009年6月20日　第1版第1刷発行
2017年4月25日　第1版第3刷発行

代表者　土 方 康 世
発行者　白 石 泰 夫
発行所　医歯薬出版株式会社
〒113-8612　東京都文京区本駒込 1-7-10
TEL. （03）5395-7641（編集）・7610（販売）
FAX. （03）5395-7624（編集）・8563（販売）
http://www.ishiyaku.co.jp/
郵便振替番号　00190-5-13816

乱丁・落丁の際はお取り替えいたします．　　印刷・永和印刷／製本・愛千製本所
　　　　　　　　　© Ishiyaku Publishers, Inc., 2009. Printed in Japan

本書の複製権・翻訳権・翻案権・上映権・譲渡権・貸与権・公衆送信権（送信可能化権を含む）・口述権は，医歯薬出版（株）が保有します．
本書を無断で複製する行為（コピー，スキャン，デジタルデータ化など）は，「私的使用のための複製」などの著作権法上の限られた例外を除き禁じられています．また私的使用に該当する場合であっても，請負業者等の第三者に依頼し上記の行為を行うことは違法となります．

JCOPY ＜（社）出版者著作権管理機構　委託出版物＞
本書をコピーやスキャン等により複製される場合は，そのつど事前に（社）出版者著作権管理機構（電話03-3513-6969，FAX 03-3513-6979，e-mail:info@jcopy.or.jp）の許諾を得てください．